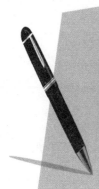

外治之理即内治之理

名老中医左振素外治经验撷珍

主　审　左振素　何　勇

主　编　王玲玲　葛瑞彩　李公明

副主编　丁志国　赵文毅　迟金亭　周明爱

编　委（以姓氏笔画为序）

朱迎春　朱孟铸　庄步辉　刘步玲

刘金凤　芮吉坤　杨　嵩　宋文采

张　晗　张宗鹏　高著兰　常冬梅

全国百佳图书出版单位

中国中医药出版社

·北　京·

图书在版编目（CIP）数据

外治之理即内治之理 / 王玲玲，葛瑞彩，李公明主编. —
北京：中国中医药出版社，2023.10
ISBN 978-7-5132-8125-6

Ⅰ.①外… Ⅱ.①王… ②葛… ③李… Ⅲ.①中医临床—
经验—中国—现代 Ⅳ.①R249.7

中国国家版本馆CIP数据核字（2023）第113930号

中国中医药出版社出版

北京经济技术开发区科创十三街 31 号院二区 8 号楼
邮政编码　100176
传真　010-64405721
廊坊市佳艺印务有限公司印刷
各地新华书店经销

开本 710×1000　1/16　印张 11.5　字数 208 千字
2023 年 10 月第 1 版　2023 年 10 月第 1 次印刷
书号　ISBN 978 - 7 - 5132 - 8125 - 6

定价　48.00 元
网址　www.cptcm.com

服 务 热 线　010-64405510
购 书 热 线　010-89535836
维 权 打 假　010-64405753

微信服务号　zgzyycbs
微商城网址　https://kdt.im/LIdUGr
官 方 微 博　http://e.weibo.com/cptcm
天猫旗舰店网址　https://zgzyycbs.tmall.com

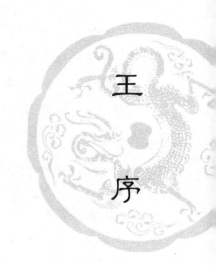

王序

　　左教授是我大学时的同组同学，大学期间左教授品德高尚，乐于助人，而且学习勤奋刻苦，聪明踏实，悟性极高，是让大家感佩的几位佼佼者之一。倏忽近50年过去，她像一株松柏，根扎岩石，迎风傲雪，不改其心。犹如翠竹，自小有节，至大虚心，抓定医学青山，不忘初衷，不懈其志。有志者事竟成，拼尽半生，做出了卓越贡献和成就，治好了无数病人，赢得了广大患者的交口称赞，在患者心中筑起一座高耸的丰碑。谨此，愚以"松柏""翠竹"撰诗赞之：

松柏赞

　　岁寒方知君后凋，高风亮节铮骨骄。冰雪严冬心无惧，虬枝翠叶志未消。
　　山石顽坚挤树干，根须劲达破岩包。贫瘠坡地出良材，强韧弘毅锻英豪。

翠竹赞

　　板桥文心爱翠竹，缘其生就定力因。自小萌出便有节，至大成器仍虚心。
　　风雨淅沥奏声乐，霜雪严寒坚骨筋。根深丰茂不懈志，咏羡德操唯此君！

　　我作为同学之幸，今以先快而见此大作，更享品味之福，甚是感慨和惊奇！大医也，高论也，真乃好书也！众所周知，书乃为学之范，求知之师。好书如良师，开卷受教，因此首先感谢左教授高徒，几位辛勤著书者。书之内容以"外治思想""常用外治法""外治验方验案""内外合治经验"为主，充分体现左教授外治学术思想、经验和内外结合的诊治思路。临床涉及近50种疾病，分别以内治、外治及典型病案介绍论述。内容丰富，疗效确切。

中医治法分为内治与外治，内治自非内科独有，外治亦非外科专擅，然因科属不同而有所侧重。传统中医，有重内轻外积习，自古已然，迄今有之。左教授从医半世纪，厚德敬业，精勤不倦，医术精湛。行医处处以患者为本，治疗力求简便廉验。临床擅用外治，以小方、验方、简便易行之方造福百姓，惠及一方。可谓是临证全科高手，非止擅长内科辨证，亦长乎临证外治。

施治之法增广，刮痧艾灸，熏洗药浴，捏脊足疗，通用无遗，奚唯针药按跷以足焉！给药途径拓宽，五官窍道，肌肤四肢，遍及周身，无孔不入，岂非口服注射而已者。

皮窍腧穴归外治，体表用药疗内疾。经络疏通气血调，扶正祛邪痰瘀息。
内服外用乃同理，辨证施药虑整体。相得益彰增疗效，补偏纠弊毒性低。
两种治法依病势，轻重久暂与缓急。表邪疹痒可外治，久病迁延结合施。
撷珍独优列三奇，内病之法外病移；内治用药外治方，外法治内两安逸。
遂之钦佩可举三端：其一，铺陈源流，拓其境界的经典性；其二，论出己见，案例明证的创新性；三者，言简旨远，学术思想的深邃性。

事无常师，法无常法；术业传承，要在心悟；名师课徒，可以无书；高徒从师，并兼私淑。薪火传承，必以文字作为重要载体，得以流传后世。祝愿师生共同努力，推动内治、外治多种治法以及左教授"湿痰瘀"学术思想发扬光大！

搁笔前，以几句小诗呈赠老同学左氏后人科寿长青，医龄永年，再创辉煌！
祖上巨著春秋典，亦有洛阳纸涨钱。振素技高比和鹊，大医精诚享永年。
爰以为序。

国家自然科学基金委员会
原中医中药学科主任，教授，博士生导师
王昌恩
庚子金秋谨识于京华

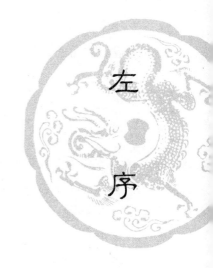

我行医50年，办理退休手续也已8年，但始终未离开临床一线。有人戏说：干了一辈子了，还没干够？是呀，干了一辈子了，感觉一直是学习—实践—再学习的过程。现在刚刚掌握了一些为患者解除病痛的方法和门路，不干了觉得有些遗憾，并且确实有很多患者对我很依赖。由此我想，尽管已近夕阳，余热还能暖人，继续医路前行吧！

回顾行医路，初心即想成为患者认可的医生。行医开始即能理解孙思邈大医精诚之教导，践行过程方觉不易。做到"医术至精"要勤奋学习，不懈努力，学无止境。达到"医德至诚"要时时历练自己，做到宽厚仁和方可成。当前从医生涯接近尾声方悟到：学医要精益求精永不满，行医要诚善仁和皆备全。这才是孙思邈所要求的大医精诚。

我所在的医院属地市级，服务对象多是农村老百姓。地处山区的老百姓来这里已经是到大医院了，也很不容易。他们面对的不仅仅是病痛的折磨，还有好多其他困难，如路途遥远、交通不便、环境生疏、经济困难等。天天面对这些情况，使我恻隐之心时时揣怀。每每以举手之劳解决一些在他们看来是大问题的小事，他们会感激不尽。能为他们尽微薄之力我很欣慰。

20世纪七八十年代，农村还处在缺医少药的状态，小病小灾，老百姓一般多用单方、简方自行处理，喜欢简便廉验，一些简易的外治方法最受老百姓欢迎。我从事内科专业为主，受专业限制，接触病种主要是内科杂病，但回老家后父老乡亲可不管你是什么专业，只知道你是医生，不管哪科的病都找你看，那时候我就是一个全科医生。那些年，每逢回家探亲，邻居乡亲多向我讨方治病，我了解他们的难处，就让他们到山上地里挖些不花钱能治病的草药，就地取材，开些小方解决他们的病痛。有时遇到一些随发小病或急病能以手法外治解决的，也随手解决了很多问题。临床中面对患者的需求，怎样以最快的速度，最有效的方法，最实惠的经济支出，来解决病人的病痛，这是考虑最多的事，于是慢慢地喜欢外治，擅用外治，重视简便廉验。心里时时想的是患者关心的事。

自 2004 年担任临沂市首届中医师承导师，自 2008 年至今为全国第四、五、六批老中医药专家学术继承工作指导老师，深知责任重大。自知学识浅薄，唯恐误人子弟，不敢懈怠，始终勤奋，只望勤能补拙。竭力将临证点滴经验倾其所有，尽其所能，惠及学生，希望他们能够成为老百姓认可并受欢迎的医生，即孙思邈所说的苍生大医，此乃最大愿望。

我感觉到：我的治病模式和临证思路渐渐地影响着学生，我对病人的诚善之举学生们也在效仿，此次他们有意总结整理关于内治与外治相结合的内容，其目的在意，不仅仅在法。我会意，知道我之思、行、术、德在潜移默化地影响着他们。我相信，后来者居上，他们都很优秀，定能成为中医事业发展的骨干力量。

左振素

2023 年 5 月

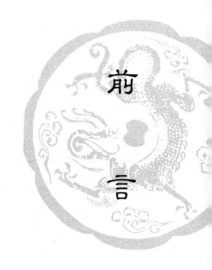

前言

　　中医外治有着悠久的历史，起源要早于内治。早在原始社会，医学尚未形成之时，原始人受伤后即按摩患处，用泥土、野草和树叶外敷或包裹。这便是最早的外治法和外用药。《黄帝内经》中已经形成了独立完整的外治理论体系。历代医著中，随处可见各种外治方法。至明清时期，外治发展逐渐成熟，外治已应用于临床各科，其中吴师机的《理瀹骈文》是一部外治专著，书中系统整理总结了外治法的理论及历代外治经验，记载了数十种外治方法。吴氏认为，"外治之理即内治之理"，只要"明阴阳，识脏腑"，"虽治在外，无殊治在内也"，指出"上用嚏，中用填，下用坐，尤捷于内服"，提出"膏可统治百病"的学术观点。随着现代科学的发展，古老的疗法又与现代仪器和技术相结合，外治疗法发挥了更好的作用。

　　外治与内治是理同法异，殊途同归，治病均在中医整体观念、辨证论治理论指导下，调理人体气血阴阳平衡，纠正五脏六腑病理改变。内治法通过药物直接作用于人体内部发挥作用，外治法主要通过经络传导、皮肤透入和黏膜吸收来达到治疗目的。

　　内治给药途径是胃肠道，途径单一，而外治可多途径给药，并且可以几种方法联合应用，与内治之间并不排斥，能多法同时施治，增强疗效。《理瀹骈文》曰："外治之学，所以颠扑不破者此也；所以与内治并行，而能补内治之不及者此也。"凡内治之方皆可用于外治，而外治之方不一定适合内服。外治之方可选药兵多将广，用药量大小宽松，组方"反"与"畏"宽松。

随着医学的发展，医学模式的改变，人们的健康意识提高，在追求疗效的同时更注重药物使用的简单、方便、安全、无毒，外治法成为人们防病治病的最佳选择。外治能使药物直接作用于局部，快速发挥作用，吸收完全，使有效成分直达病所，效专力宏。作用于体表，若有不良反应，可以随时停用和撤除，并且因其不经消化道吸收，也不经肝脏排泄，对身体毒害性小，相对安全平稳。

在临床过程中，左老师喜欢外治，推崇外治，内治配合外治已经成为习惯。并崇尚杂合以治理论，对疑难杂症的治疗，采用多种方法结合治疗，往往能够增强疗效或取得事半功倍的效果。强调辨证论治，根据病位选法，依据病情配方。

对外治法的选择，左老师重视病情的轻重、病之难易及内治与外治对该病的优势。若病情比较轻，发病急，病在体表，可选用外治为主。小儿服药困难，术后不能进食，胃肠疾病不能进食进药等可选外治。有些病外治能直达病所，较内治更有优势，可选用外治。杂病、疑难病证提倡内治与外治相结合。

选用外治法，喜欢选用取材方便，方法简单，病人能自行操作或家属协助能完成，病人喜欢并能解决问题的方法。"治病以人为本"是左老师的行医宗旨，也是左老师为我们上第一课时所强调的内容。

跟师期间，左老师经常向学生讲些小验方和小病案，我们觉得这些小方与病案非常有趣，加以整理，本书第二章即是部分内容。这些小方突出特点是简便廉验，很受老百姓欢迎，也能为当下"看病难，看病贵"解决一些实际问题，具有一定的现实意义。

编　者
2023 年 6 月

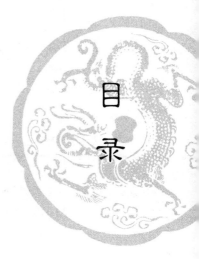

目录

第一章 临床常用外治法

外治法是以体表用药治疗内脏疾病的方法，是运用各种不同的方法将药物施于皮肤、空窍、腧穴等部位，使其发挥疏通经络、调和气血、解毒化瘀、扶正祛邪等作用，以调整脏腑阴阳平衡，促进机体功能恢复，达到治病目的。

外治和内服治疗一样，也是在中医整体观念及辨证论治思想指导下进行的。有些疾病在内服的基础上，配合使用外治方法能够明显提高临床疗效，多途径给药，补内治不足，提高治愈率。适合的外治起着不可取代的重要作用，有时优于内治。因为内治药物需经血液循环分布到全身，较局部外用药物浓度为低，因此其疗效有时不如外用治疗。正如前人所说："良工不废外治""外治之理即内治之理，外治之药即内治之药，所异者法耳。"

临床中选用外治还是内治要看病情、病位，权衡内外治法治疗该病的各自优势。病情比较轻，病程短，发病急的，如风寒感冒、带状疱疹轻型等疾病，以外治法为主治疗。病情复杂的疑难重症，并非一方一法所能解决，要采取内治与外治相结合的综合疗法，或内治为主，外治为辅，如风湿病、胃肠病、中风病、妇科病等；或外治为主，内治为辅，如慢性肾功能不全、溃疡性结肠炎。有些疾病影响胃肠的受纳功能，口服困难，可选用外治。有些疾病，外治方法能直达病所，较内治更有优势。所以要按需选法。外治方法多种多样，治疗范围广，涉及内、外、妇、儿、骨伤、皮肤、五官、肛肠等科，全身各部位疾病均可应用外治，均有相应的外治方法，可以说外治法丰富多彩。

左老师应用外治方法具有以下特点：取材方便；操作简单；多用患者能自行操作或医者即刻实施马上取效的方法。左老师常用的外治法有敷法、沐浴法、熨法、涂擦法、灌肠法、拔罐、灸法、泡法、熏法、脐疗等。

一、敷法

敷法是用纱布或毛巾蘸药液敷患处，也可用发热或发冷的物体放置在人体特定位置上来治疗疾病的方法，有湿敷、热敷、冷敷之分。

（一）湿敷

湿敷法是用纱布或毛巾浸吸药液，敷于患处的一种外治法。具有渗湿止痒、消肿止痛、清热解毒等作用，适用于疮疡、皮肤病之疼痛。古称溻法。

操作方法　所选药物浸泡、煎汤取汁，将多层纱布或毛巾置于药液中浸透，挤去多余药液后，敷于患处。一般每 1～2 小时换 1 次即可。

（二）热敷

热敷法是用热的物体如热水袋或热毛巾等置于痛处来消除或减轻疼痛的一种外治法。它能使局部的毛细血管扩张，血液循环加速，促进炎症及淤血的吸收，促进局部代谢，缓解肌肉痉挛，起到消炎、止痛、消肿、祛寒湿、消除疲劳的作用。热敷法有干热敷和湿热敷两种，具体有药物热敷、黄土热敷、水热敷、盐热敷、沙热敷、砖热敷、蒸饼热敷等。热源亦可用热水袋、热毛巾、冷热敷理疗袋、具有加热作用的治疗仪器、热敷类药品及医疗器械等，或取醋、姜、葱、盐等加热后用布包裹，放置在患处。采用什么方法，取何种热源，要视病情而定。

1．**适应证**　适用于初起的疖肿、麦粒肿（睑腺炎）、关节炎、痛经、风寒引起的腹痛及腰腿痛等。

2．**禁忌和慎用**

（1）出血性疾病，软组织挫伤、扭伤，或砸伤初期（前 3 天）忌用热敷。

（2）当损伤部位起水疱或有破损，形成开放性伤口时，不适宜热敷。

（3）扭伤急性期仍有出血、肿胀时不宜热敷，应等到止血、消肿 48 小时后再进行热敷。

（4）未确诊的急性腹痛和红眼病（急性细菌性结膜炎）也不宜热敷。面部、口腔的感染化脓，如皮肤破损、开放性损伤等不适宜热敷。

（5）皮肤红肿、局部红肿热痛者不宜热敷。

（6）患有心脏病及高血压者应慎用热敷，需在医生指导下应用。

3．**注意事项**　不管用哪种热敷法，都应注意防止烫伤，尤其是儿童、老年人、昏迷患者，及瘫痪、糖尿病、肾炎等血液循环不好或感觉不灵敏的患者，应随时检查局部皮肤的变化，如发红起疱时，应立即停止。热敷切忌温度过高。

（三）冷敷

冷敷，是用冰袋或冷湿毛巾敷于头额、颈后或病变部位皮肤。冷敷可使毛细血管收缩，减轻局部充血；可使神经末梢的敏感性降低而减轻疼痛；增加散热，降低体温；可减少局部血流，防止炎症和化脓扩散；控制小血管的出血和减轻张力较大肿块的疼痛，达到消肿止痛之功效。

1. 操作方法 将冰领、冰帽敷在患处，每次 20 分钟左右。若使用冷巾、冰袋等，则 4～6 分钟更换 1 次，并延长冷敷时间至 30 分钟。冷敷完毕后，用干毛巾将皮肤擦干。此法可起到降温、止血、止痛及防治肿胀等作用，多用于实热证疼痛及外伤初期疼痛。冷敷要注意观察患处皮肤，如出现紫斑、水疱或疼痛反增，应立即停止。

2. 临床应用

（1）止血：寒冷致使血管收缩而起到止血作用。在上消化道出血时，间断喝些冰水，疗效远胜于一般止血措施；又如外伤血肿，立即局部冰敷，可防止血肿进一步扩大。

（2）消肿：扭伤或挫伤后，由于小血管破裂，血液渗入周围组织而出现肿胀、疼痛。冷敷使血管收缩以阻断这一病理过程。待冷敷停止后，血液恢复正常时，受损部分机体已进行了修补及产生凝血，因而减轻了局部发青及肿胀。2～3 天后再进行热敷，以促进淤血的吸收。这是扭伤的最佳处理方法。如扭伤后立即热敷、按摩、活动，只能加重肿胀，有害无益。

（3）降温：冷敷对高热可谓是简单、安全、速效、经济的退热良方。冷敷可带走热量。遇到高热，一般退热药无效时，可用冷水、冰水、75%乙醇等冷敷，主要部位是头部、颈部、腋部、大腿根部、腘窝部等有大血管的部位。头部冷敷用冰袋、冰囊；鼻出血敷鼻部；扁桃体术后敷颈颌下；降温敷前额、腋下、腹股沟。降低脑压，防止脑水肿，减轻脑细胞损害，用冰槽、冰帽，头部置于冰槽中，注意保护后颈部、双耳、双眼。冷敷时间一般 30 分钟左右。

二、沐浴法

沐浴法是用药物煎汤沐浴以治疗疾病的方法，类似现代水疗法中的药浴法。本法是藉沐浴时浴水的温热之力及药物本身的功效，使周身腠理疏通，毛窍开放，从而起到发汗退热、祛风除湿、温经散寒、疏通经络、调和气血、消肿止痛、祛瘀生新等作用的一种方法。

（一）操作方法

根据具体病症，选取适宜的药物制成煎剂，然后把药液加入沐浴用的热水中，趁热遍洗头部及全身；也可将药物装入纱布包，放入热水中进行沐浴。每次治疗

15~20分钟，一般每日洗1~2次。

（二）禁忌证

1．重症动脉硬化、心肾功能代偿不全、高血压、主动脉瘤患者禁用。

2．活动性结核、身体极度衰弱、恶性肿瘤患者禁用。

3．出血倾向、皮肤化脓性疾患禁用。

4．高热大汗者禁用。

（三）注意事项

1．浴液温度要适中，不能过热，以免烫伤。

2．沐浴时要注意保暖，避免受寒、受风，洗毕应立即拭干，盖被保暖。

3．治疗时应严密观察患者反应，如有头昏、心慌、气短、面色苍白、全身无力时，即停止治疗。

三、熨法

熨法是采用药物和适当的辅料，经过加热处理，用布包裹或用特制的熨器，在人体的某些部位烫熨或滚动、摩擦，以达到防病治病的疗法。熨法简便安全，清洁环保，是治疗疾病简便易行的方法之一。

此法自古以来在民间广为流传。自祖先使用陶瓷钵内装有烧红的木炭，在人体疼痛的部位进行烫熨治疗开始，这种疗法在我国应用至少有五千年以上的历史（仰韶和半坡出土文物中有烫熨工具的实物）。最早的文字记载始见于《素问·调经论》，"病在骨，焠针药熨。"《韩非子·喻老》曰："疾在腠理，汤熨之所及也。"《素问·血气形志》曰："形苦志乐，病生于筋，治之以熨引。"《史记·扁鹊仓公列传》中记述了秦越人用熨法治疗虢太子的尸厥病。司马贞《史记索隐》："毒熨，谓毒病之处，以药物熨帖也。"至清代烫熨疗法已有较详尽的论述。

熨法借助温热之力，将药性由表及里，通过皮毛、腠理、经络，内达脏腑，起到温通筋络、温中散寒、镇痛消肿、软坚散结、祛风除湿、温运脾胃、理气止痛、调整脏腑、平衡阴阳等作用。

（一）操作方法

根据不同的病情，选择适宜的药物和适当的辅料，经过加热处理后敷于患部或腧穴。

1．**盐熨法** 取大小均匀的块粒食盐500g，放锅内炒至50~60℃，分装入2个布袋内，置疼痛部位热敷，待冷后换另一个盐袋，每次30分钟左右，每日2~3

次，直至痊愈。适用于虚寒性腹痛腹泻、风湿腰痛、关节疼痛、老年癃闭等。

2. **麦麸熨法** 将麦麸 500g 炒热，熨患处，操作方法同盐熨法。适用于食积胃痛、胸膈胁痛。

3. **生姜熨法** 取生姜 500g，捣烂装入布袋内，置病变部位，上放热水袋，每次 1~2 小时，每日 2~3 次，直至病愈。适用于心胸痞满、胃气虚寒、痰饮积滞、消化不良、呕吐腹泻。

4. **蚕沙熨法** 将蚕沙、食盐各 250g 炒热，装入袋内熨患处，每次 1~2 小时，每日 2~3 次，病愈为止。适用于风疹、皮肤痒痛、腹痛、吐泻等。

5. **葱白熨法** 取葱白 50g 捣碎，入麝香 0.15g 拌匀，分为 2 包，先置气海穴 1 包，加热袋熨 15 分钟，再换另一包，以冰水袋熨 15 分钟，交替运用。主治癃闭，至通为度。

6. **铁末熨法** 取干净铁末适量，倒入铁锅内炒热，装入布袋，并在铁末中加适量陈醋，双手揉搓，使铁末与醋混合均匀，待铁末热度适宜时，放置患处贴敷，至冷，每日 1~2 次。主治寒湿痹痛、肩周炎等。

（二）禁忌证

1. 热证、实证、局部无知觉者禁用。

2. 一些温热性疾患及肿瘤、急性炎症、结核病等均不宜用。病重时也只宜作为辅助治疗。

（三）注意事项

1. 必须掌握好温度，太烫时要加棉布套，温度低时再去掉棉布套。操作时应注意避免烫伤。热熨前局部可涂一层薄油脂保护皮肤。坎离砂温度过高时，在砂袋下加布垫。

2. 注意观察皮肤有无潮红、水疱。如有不适，及时停止，并根据病情处理。

3. 如出现烫伤，应立即停止热熨，局部涂以治烫伤的药物。

四、涂擦法

涂擦法是将各种外用药物直接涂于患处的一种治疗方法，所用剂型有水剂、酊剂、油剂、膏剂等。有活血化瘀、消肿止痛、祛风除湿、解毒止痒的功效。适用于中风后遗症、各种皮肤病、疮痒、肿痛、水火烫伤、蚊虫咬伤等疾病。

（一）操作方法

1. 根据涂药部位，采用合理体位，充分暴露涂药部位，注意保暖，必要时用屏风遮挡。

2. 清洁皮肤，将配制的药物用棉签均匀地涂于患处。面积较大时，可用镊子夹棉球蘸药物涂抹，蘸药干湿度适宜，涂药厚薄均匀。

3. 必要时用纱布覆盖，胶布固定。

（二）禁忌证

婴幼儿颜面部禁用，有药物过敏史者禁用。

（三）注意事项

1. 必要时需清洁局部皮肤。涂药次数依病情、药物而定，水剂、酊剂用后需将瓶盖盖紧，防止挥发。

2. 混悬液先摇匀后再涂药。

3. 霜剂应用手掌或手指反复擦抹，使之渗透肌肤。

4. 涂药不宜过厚、过多，以防毛孔闭塞。

5. 刺激性较强的药物不可涂于面部，婴幼儿忌用。

6. 涂药后观察局部皮肤，如有丘疹、发痒或局部肿胀等过敏现象，立即停止用药，并将药物拭净或清洗，遵医嘱内服或外用抗过敏药物。

五、灌肠法

灌肠法是临床上有效给药途径之一，具有收效迅速、用药安全、操作简便的特点。现代研究已证实直肠周围有丰富的动脉、静脉、淋巴丛，直肠黏膜具有很强的吸收功能。直肠给药，药物混合于直肠分泌液中，通过肠黏膜被吸收，其吸收途径有三：一是由直肠中静脉、下静脉和肛门静脉直接吸收进入大循环，因不经过肝脏从而避免了肝脏的首过解毒效应，提高血药浓度；二是由直肠上静脉经门静脉进入肝脏，代谢后再参与大循环；三是直肠淋巴系统也吸收部分药物。三条途径均不经过胃和小肠，避免了消化酶对药物的影响和破坏作用，亦减轻了药物对胃肠道的刺激，大大提高了药物的生物利用度。

据研究，直肠给药比口服给药生物利用度高，同样剂量的药物直肠给药的作用大于口服给药的作用。中药灌肠在吸收速度、显效速度上比丸、片、栓、汤剂均快，达峰浓度高、时间短。肠道给药适用于临床各科各系统疾病，尤其适宜于结肠本身及周围脏器病变，如妇科诸症、盆腔炎、男科疾病等。

（一）操作方法

1. 根据病情处方，制备灌肠药液。

2. 操作方法同常规清洁灌肠法。根据病情及医嘱，要求达到药液保留时间，采取不同的进管深度、进液速度。

（二）禁忌证

1. 急腹症、孕妇、比较严重的心血管疾病、动静脉瘤、偏瘫、中风、心肺功能不全等禁用灌肠疗法。

2. 比较严重的结肠溃疡、疝气、腹部术后，有肠粘连的患者、回盲瓣摘除者、巨结肠症者、比较严重的痔疮患者等，不适合应用灌肠疗法。

（三）注意事项

1. 肠道给药应针对不同的疾病采用不同的剂型和方法。如前列腺炎由于位置浅不适合水剂灌肠，可用栓剂塞肛。若求全身用药，则要保留时间长，用药部位要深，选择汤剂高位灌肠。

2. 配制灌肠液时应避免使用对肠黏膜有腐蚀作用的药物。

3. 插入肛管时手法应轻柔，以免擦伤黏膜。如有痔疮者，更应谨慎。

4. 灌肠液应根据病情保留一段时间。如有些患者不能保留，可采取头低足高仰卧位，灌肠液亦宜减少剂量。

5. 灌肠的时间一般以晚上临睡前为宜。

6. 灌药前排空大便，灌药量以 80~150mL 为宜，速度要慢，药液温度保持在 30~37℃，有利于药液在肠内保留，充分发挥药效。

六、拔罐

拔罐疗法是以多种罐为工具，应用各种方法排去罐中的空气，产生负压，使之吸着于皮肤，造成被拔部位肌肤淤血，以达到治疗疾病目的的一种方法。有通经活络、行气活血、消肿止痛、祛风散寒等作用。临床应用于风湿痹痛、腹痛、消化不良、头痛、高血压、感冒、咳嗽、腰背痛、软组织损伤等。

拔罐疗法又名"火罐气""吸筒疗法"，古称"角法"。早在《五十二病方》中就有记载。古代中医文献中亦多有论述。清代赵学敏在《本草纲目拾遗》中提到火罐气时说："罐得火气合于肉，即牢不可脱……肉上起红晕，罐中有气水出，风寒尽出。"近些年来，随着医疗实践的不断发展，不仅火罐的质料、拔罐的方法均有改进和发展，治疗范围也进一步扩大，初始主要为外科治疗疮疡时用来吸血排脓，后来又扩大应用于肺结核、风湿病等内科病证。外科、内科等都有它的适应证，并经常和针刺配合使用。因此，拔罐法已成为针灸治疗中的一种重要方法。

（一）操作方法

1．常用罐具　目前常用的罐具种类较多，有竹罐、陶罐、玻璃罐、抽气罐等。

2．拔罐方法　常用的拔罐方法有闪罐法、投火法、滴酒法、贴棉法、抽气法、水罐法、留罐法、走罐法、刺络拔罐法等。

3．起罐方法　起罐时，一般先用左手抓住火罐，右手拇指或食指在罐口旁边按压一下，使空气进入罐内，即可将罐取下。若罐吸附过强时，切不可硬行上提或旋转提拔，以轻缓为宜。

（二）禁忌证

1．高热、抽搐、痉挛等症不宜使用。

2．皮肤过敏或溃疡破损处不宜使用。

3．肌肉瘦削或骨骼凹凸不平或毛发多的部位不宜使用。

4．孕妇腰骶部及腹部均须慎用。

（三）注意事项

1．如用棉棒或棉球蘸酒精时，所用酒精不要过多，燃烧时注意不要将罐口烧热，以免烫伤局部皮肤。留罐时间不宜超过 20 分钟，否则会损伤皮肤。局部如有烫伤时，可涂甲紫（龙胆紫）等药物。局部起水疱时，小的不需处理，消毒包扎即可；大的则应在消毒后用无菌空针吸出积液，保留疱膜，然后涂用清凉油，也可覆盖凡士林纱布及敷料后包扎，或用大黄、地榆、寒水石各等份，共研细粉，用麻油调膏外敷。

2．拔罐时要选择适当的体位和皮肤平坦、肌肉丰满的部位，洗净擦干。若体位不当或有所移动，以及骨骼凹凸不平、毛发较多的部位，均不可用。拔罐过程中，体位切勿移动，以免火罐脱落。根据病情拔罐，一般为轮流取穴，一次取穴不宜过多。局部淤血尚未消退时，不应再于原部位重复拔罐。

3．拔罐时要根据所拔部位的面积大小而选择大小适宜的罐。操作时必须迅速，才能使罐拔紧，吸附有力。

4．拔罐的顺序应该从上到下，罐的型号则是上小下大。患者以俯卧位为主，充分暴露施术部位。拔罐时的吸附力过大时，可按挤一侧罐口边缘的皮肤，稍放一点空气进入罐中。初次拔罐者或年老体弱者，宜用中、小号罐具。一般病情轻或有感觉障碍（如下肢麻木者）时，拔罐时间要短。病情重、病程长、病灶深及疼痛较剧者，拔罐时间可稍长，吸附力稍大。

5．重度失血、出血性疾患及出血倾向者、大血管分布部位、妇女月经期、骨性突出部位、血管丰富部位、心尖搏动处、乳房等处不可拔罐。孕妇的腹部、腰骶部等部位一般不宜拔罐。

6. 拔罐时，室温需保持在20℃以上，最好在避风向阳处。

七、灸法

灸法指以艾绒为主要材料，点燃后直接或间接熏灼体表穴位的一种治疗方法。也可在艾绒中掺入少量辛温香燥的药末，以加强治疗作用。该法有温经通络、升阳举陷、行气活血、祛寒逐湿、消肿散结、回阳救逆等作用。适用于痹证、虚寒性胃肠病、遗精、阳痿、气喘、婴儿腹泻、中风脱证、虚脱、晕厥、胎位不正、慢性肿疡、神经性皮炎、湿疹、胃下垂、脱肛等。并可用于保健。

（一）操作方法

1. 艾炷灸　将艾炷放在腧穴上施灸。可分为直接灸和间接灸。

（1）直接灸：是将大小适宜的艾炷直接放在皮肤上施灸。若施灸时需将皮肤烧伤化脓，愈后留有瘢痕者，称为瘢痕灸。若不使皮肤烧伤化脓，不留瘢痕者，称为无瘢痕灸。

①瘢痕灸：又名化脓灸。施灸时先将所灸腧穴部位涂以少量大蒜汁，以增加黏附和刺激作用，然后将大小适宜的艾炷置于腧穴上，用火点燃艾炷施灸。每壮艾炷必须燃尽，除去灰烬后，方可继续易炷再灸，待规定壮数灸完为止。施灸时由于烧灼皮肤，可产生剧痛，此时可用手在施灸腧穴周围轻轻拍打，借以缓解疼痛。正常情况下，灸后1周左右，施灸部位化脓形成灸疮；5～6周左右，灸疮自行痊愈，结痂脱落后留下瘢痕。临床上常用于治疗哮喘、肺结核、瘰疬、慢性胃肠病等慢性疾病。

②无瘢痕灸：又称非化脓灸。施灸时先在所灸腧穴部位涂少量凡士林，以使艾炷便于黏附，然后将大小适宜的艾炷置于腧穴上点燃施灸，当艾炷燃剩2/5或1/4而患者感到微有灼痛时，即可易炷再灸。按规定壮数灸完为止。一般应灸至局部皮肤红晕而不起疱为度。因其皮肤无灼伤，故灸后不化脓，不留瘢痕。此法适用于慢性虚寒性疾患，如哮喘、风寒湿痹等。

（2）间接灸：又称间隔灸、隔物灸，是用某种物品将艾炷与施灸腧穴部位的皮肤隔开，进行施灸的方法。所隔的物品常用生姜、大蒜、盐、附片等。

①隔姜灸：是把鲜姜切成直径2～3cm、厚0.2～0.3cm的薄片，中间以针刺数孔，然后将姜片置于应灸的腧穴部位或患处，再将艾炷放在姜片上点燃施灸。

当艾炷燃尽，再易炷施灸。灸完所规定的壮数，以使皮肤红润而不起疱为度。常用于因寒而致的呕吐、腹痛、腹泻及风寒痹痛等。

②隔蒜灸：用鲜大蒜头，切成厚 0.2～0.3cm 的薄片，中间以针刺数孔，然后置于应灸腧穴或患处，然后将艾炷放在蒜片上，点燃施灸。待艾炷燃尽，易炷再灸，直至灸完规定的壮数。此法多用于治疗瘰疬、肺结核及初起肿疡等症。

③隔盐灸：用纯净的食盐填敷于脐部，或于盐上再置一薄姜片，上置大艾炷施灸。多用于治疗急性寒性腹痛或吐泻并作、中风脱证等。

④隔附子饼灸：将附子研成粉末，用酒调和，做成直径约 3cm、厚约 0.8cm 的附子饼，中间以针刺数孔，放在应灸腧穴或患处，上面再放艾炷施灸，直到灸完所规定壮数为止。多用治疗命门火衰而致的阳痿、早泄、宫寒不孕或疮疡久溃不敛等症。

2. 艾条灸　又称艾卷灸。取纯净细软的艾绒 24g，平铺在 26cm 长、20cm 宽的细草纸上，将其卷成直径约 1.5cm 圆柱形的艾卷，要求卷紧，外裹以质地柔软疏松而又坚韧的桑皮纸，用胶水或糯糊封口而成。也有每条艾绒中掺入肉桂、干姜、丁香、独活、细辛、白芷、雄黄各等份的细末 6g，则成为药条。常用的施灸方法有温和灸和雀啄灸。

（1）温和灸：施灸时，将艾条的一端点燃，对准应灸的腧穴部位或患处，距皮肤 2～3cm 左右，进行熏烤，使患者局部有温热感而无灼痛为宜，一般每处灸 5～7 分钟，至皮肤红晕为度。对于昏厥、局部知觉迟钝的患者，医者可将中、食二指分开，置于施灸部位的两侧，这样可以通过医者手指的感觉来测知患者局部的受热程度，以便随时调节施灸的距离，防止烫伤。

（2）雀啄灸：施灸时，艾条点燃的一端与施灸部位的皮肤并不固定在一定距离，而是像鸟雀啄食一样，一上一下活动施灸。另外也可均匀地上下或向左右方向移动或作反复旋转施灸。

3. 温针灸　是针刺与艾灸结合应用的一种方法，适用于既需要留针而又适宜用艾灸的病症。操作时，将针刺入腧穴得气后，并给予适当补泻手法而留针，继将纯净细软的艾绒捏在针尾上，或用艾条一段，长约 2cm，插在针柄上，点燃施灸。待艾绒或艾条烧完后，除去灰烬，出针。

4. 温灸器灸　用特制的一种金属圆筒灸具，故又称温灸筒灸。其筒底有尖有平，筒内套有小筒，小筒四周有孔。施灸时，将艾绒或加掺药物装入温灸器的小筒，点燃后将温灸器盖扣好，即可置于腧穴或应灸部位进行熨灸，直到所灸部位的皮肤红润为度。有调和气血、温中散寒的作用。

（二）禁忌证

1．凡实热证或阴虚发热、邪热内炽等证，如高热、高血压危象、肺结核晚期、大量咯血、呕吐、严重贫血、急性传染性疾病、皮肤痈疽疮疖并有发热者，均不宜使用艾灸疗法。

2．器质性心脏病伴心功能不全，精神分裂症，孕妇的腹部、腰骶部，均不宜施灸。

3．颜面部、颈部及大血管走行的体表区域、黏膜附近，均不得施灸。

4．空腹、过饱、极度疲劳者应谨慎施灸。

（三）注意事项

1．掌握热度，防止烫伤。尤其对局部皮肤知觉减退及昏迷患者。

2．做好防护，以防艾火掉下烧伤皮肤或烧坏衣褥。使用温针时，可用硬纸片剪一小孔，套住针体平放在进针处，即可避免艾火直接掉落于皮肤上。施灸后艾条必须彻底熄灭，以防引起火灾。

3．艾炷灸容易起疱，应注意观察。如已起疱不可擦破，可任其自然吸收；如水疱过大，经75%乙醇消毒后用注射器将疱内液体抽出，外涂甲紫，再用敷料保护，以防感染。

八、泡洗法

中药泡洗疗法，是指借泡洗时洗液的温热之力及药物本身的功效，浸洗全身或局部皮肤，起到活血消肿止痛、祛瘀生新、杀虫消毒等作用。本法不仅适用于局部疾病，也可用于发热、失眠、便秘、中风、关节炎、肾病、高血压病、糖尿病等全身性疾患。

中药泡洗的历史悠久，在《素问·阴阳应象大论》中就有"其有邪者，渍形以为汗。其在皮者，汗而发之"之说。文中所述"渍形以为汗"，即是用汤液浸渍取汗，使外邪从汗而出，是中药泡洗疗法的较早记载。

（一）操作方法

1．全身泡洗　是用较多的中草药煎汤制成水剂，然后将其注入浴缸、浴桶或专用器械中，待药液降温后用来泡洗的方法。全身泡洗范围较大，浸泡时间长（每次可达30~40分钟），对感冒、风湿性疾病、丹毒、湿疹、疥疮等有确切疗效。

2．局部泡洗　是用药液浸洗身体或身体的某一部位，多为患处，以达到治疗局部或全身疾患的目的。这种方法洗浴时间长，药液直接浸于体表，可使药液中的有效成分充分进入体内，以便发挥治疗作用。

（二）禁忌证

1. 急性传染病、严重心力衰竭、呼吸衰竭等忌用全身泡洗。

2. 危重外科疾病、患处有伤口、严重化脓感染疾病、需要进行抢救者、严重骨性疾病（如骨结核等）忌用泡洗。

3. 饱食、饥饿、酗酒后，以及过度疲劳时，饭前饭后半小时内，均不宜泡洗。

4. 妊娠期妇女禁止使用本法。

（三）注意事项

1. 应注意浸泡温度，药液温度一般以 38～42℃为宜，泡洗时间不宜过长，以 20～30 分钟为宜，以防烫伤。另外，患者泡洗应微微出汗，不可大汗淋漓，以防患者虚脱，即所谓的"气随汗脱"。

2. 不可久坐药液中恣意泡洗，避免受寒。

3. 泡洗过程中观察患者局部及全身情况，注意患者神志、面色、汗出等情况，如果出现红疹、瘙痒、心悸、汗出、头晕目眩等异常症状，应及时处理。

4. 有出血性疾病、败血症及严重血栓患者慎用。

九、熏法

熏法属于中医常用的外治方法之一，是应用中药煮沸后产生的气雾进行熏蒸，借助于药力和热力的作用，以促进腠理疏通，气血流畅，消肿止痛，祛风止痒，温通血脉，以达到治病、防病、保健、美容的目的。分为热气熏和烟熏两种。

（一）操作方法

1. **热气熏法** 以药水于小口锅中煎沸，使患处直接对准锅口熏之。现在多用熏蒸治疗仪。将一些有活血化瘀、通经活络功效的药物（如伸筋草、透骨草、桃仁、红花、丹参、鸡血藤、川牛膝、当归、白芍、木瓜、杜仲、狗脊等）打成粉，用棉纱布制成药包后，放入治疗仪的中药蒸发器中，再加沸水 2000～3000mL，温度控制在 38～41℃。开机半小时后，嘱患者躺在床上，让药液蒸气慢慢渗透全身，以发挥药物的疗效。每日治疗 1 次，15 次为 1 个疗程。1 个疗程结束后应休息 2 周，方可进行第 2 个疗程。

2. **烟熏法** 亦名药拈子熏、神灯照法，即按证用药，将药研为细末，以棉纸裹药搓捻，或以油浸之，用时点燃烟熏患处。

（二）禁忌证

1. 高血压病、心脏病、急性脑出血、重度贫血、动脉硬化症等患者忌用。

2. 饭前饭后半小时内、饥饿、过度疲劳者忌用。

3. 妇女妊娠及月经期忌用。

4. 急性传染病，对药物过敏者忌用。

5. 有开放性创口、感染性病灶、年龄过大或体质特别虚弱的人忌用。

（三）注意事项

1. 中药熏蒸过程中应注意有无恶心呕吐、胸闷气促、心跳加快等不适，严防出汗虚脱或头晕，若有不适，立即停止熏蒸。

2. 中药熏蒸温度以 38～42℃为宜。

3. 中药熏蒸时间每次不宜超过半小时。

4. 中药熏蒸治疗过程中应适当饮水。

5. 老人和儿童应有专人陪护。

6. 冬季熏蒸后走出室外应注意保暖。

7. 对于初次行中药熏蒸治疗仪治疗的患者，先将温度适当调低，待患者适应后再逐渐调高至耐受温度。在熏蒸过程中密切观察患者的一般情况，并及时询问患者对熏蒸的感受、疼痛缓解程度、有无不适等。如有异常应立即关闭治疗仪，及时处理。

8. 使用烟熏法时要避免造成皮肤灼伤。

十、脐疗

脐，为中医神阙穴。它与人体十二经脉相连，五脏六腑相通，是心肾交通的"门户"。脐疗，就是把药物直接敷贴或用艾灸、热敷等方法施治于患者脐部，激发经络之气，疏通气血，调理脏腑，用以预防和治疗疾病的一种外治疗法。脐疗主要有药物敷脐、贴脐、填脐、熨脐、熏脐、灸脐等。方法有隔姜灸、隔盐灸、隔附子饼灸、温灸器灸等。脐疗对消化、呼吸、泌尿、生殖、神经、心血管系统疾病均有作用，并能增强机体免疫力，可广泛用于内、外、妇、儿、皮肤、五官科疾病，并可养生保健。

早在《黄帝内经》中就记载了许多关于脐疗的论述。晋代葛洪《肘后方》则率先总结和提倡脐疗，开创了药物填脐疗法的先河。此后《金匮要略》《千金要方》《外台秘要》《太平圣惠方》《本草纲目》《理瀹骈文》等均有记载。

（一）操作方法

1．把药物研成细末，根据病情选用酒、醋、水、蜜、鸡蛋清、姜汁等调湿，做成团或饼，敷于脐部，外盖纱布，再用胶布固定。

2．治疗前先用75%乙醇棉球对脐及周围皮肤常规消毒，以免发生感染。

3．取仰卧位，充分显露脐部，用药后外敷纱布或用胶布贴紧，也可用宽布带固定，或将药直接放入布袋内，以防药物脱落。

4．治疗轻症，病愈则去药；慢性病或预防保健宜间断用药，一般1~2天换药1次，需用药3次以上者，每两次用药之间要间歇3~7小时，每个疗程可休息3~5天。

（二）禁忌证

1．脐疗前仔细询问患者病史，有皮肤过敏者不宜应用脐疗，皮肤有破损者最好不要使用脐疗方法。

2．脐疗用方中禁忌有毒、峻烈的药物，如巴豆、甘遂等。

3．久病体弱及有严重心脏病患者，用药量不宜过大，敷药时间不宜过长，病愈即去药。

4．孕妇忌用脐疗。

（三）注意事项

1．脐部皮肤娇嫩，如药物刺激性较强，或隔药灸脐次数较多时，宜在用药或治疗前先在脐部涂一层凡士林，小儿尤应注意。

2．由于脐疗药物吸收较快，故用药开始几天个别患者（尤其用走窜或寒凉药时）会出现腹部不适或隐痛感，一般几天后可自行消失，不必紧张。

3．治疗中出现不良反应，如疼痛、过敏反应、病情加重等，应立即去药。

第二章 优势外治法应用经验

左老师喜欢外治、擅用外治始于 20 世纪 70 年代。左老师初涉医疗就喜欢搜集一些小方、简方、外治方，以简便之法为老百姓解决疾苦。在不断积累经验的基础上，她翻资料，查文献，总结古籍理论，参考历代方法，验之临床，撰写了"外治法的临床应用""外治法治疗内科疑难病"等论文，参加学术交流会，并予以发表。对外治法在内、外、妇、儿、五官各科的普遍应用和外治法治疗内科疑难病的状况加以梳理、综述，从而找出规律，吸取经验，指出了中医外治发展中的问题思考及技术要点，展示了优势和前景。

临床几十年来，左老师内治与外治相结合，不断总结实践，研究出自己的有效方剂、特色疗法和系列用方。现将其常用优势有效之外治法应用经验举例如下。

一、肠道用药经验

多年来左老师在使用肠道用药的过程中积累了一定的经验。肠道用药，又称灌肠疗法。中医认为大肠脉络肺，与肺相表里，"肺朝百脉"。大肠包括结肠和直肠，药物经大肠吸收后通过脉络上于肺，再由肺布达至五脏六腑、四肢百骸。肠道用药适合临床各科各系统疾病，强调要根据病情和病位选择适应证和剂型。尤其有胃肠症状，恶心呕吐，不能进食，如慢性肾功能不全；结肠本身及周围脏器病变，如结肠炎、前列腺疾病、盆腔疾病等，均适合肠道用药。

若求全身用药，适合汤剂高位灌肠，并要保留时间长，用药部位要深。中药灌肠在吸收速度、显效速度上比丸、片、栓、汤剂均快，达峰浓度高、时间短。水剂灌肠强调三点：①位置要相对深，插管不低于 20cm；②速度不宜快，每分钟 60~80 滴；③药液温度要适宜，38℃左右，保留 2 小时以上。若病变部位浅，如前列腺病变，灌肠插管不宜太深，但太浅不易保留，适合用栓剂塞肛。

（一）慢性肾功能不全

慢性肾功能不全，是各种肾脏疾病不断进展的最终结果，预后差。由于湿浊上泛，慢性肾衰竭患者恶心呕吐，胃肠症状明显，不宜口服，故适合从肠道用药。若至终末期，临床表现复杂，病情重，寒热虚实错综复杂，病位非常广泛，五脏六腑均可累及，其中脾肾衰败、湿浊潴留为病机关键，属本虚标实证。本虚以脾肾虚为主，标实以水湿、毒邪、瘀血为主。其演变过程多因实致虚，虚中夹实，虚实夹杂贯穿始终。湿浊困脾，运化失司，水湿不能正常代谢，泛滥肌肤，可表现为浮肿、尿少；脾虚不能健运，又可见纳呆、腹胀、便溏等症；湿浊之邪长期滞留体内，久之必导致气机逆乱，络脉瘀阻；消化道充满不消化之物，体内有毒代谢产物积聚，水盐、酸碱代谢平衡遭受破坏，故又出现体内代谢紊乱的临床表现。

现代研究表明，大部分肾功能不全患者血黏度增高，脂质代谢紊乱，致使血流变慢，继发肾小球滤过率下降，纤维蛋白溶解系统活性降低，纤维蛋白在肾小球毛细血管内沉积，进而产生微血栓，造成微循环障碍。实验室检查也证实患者血中胆固醇、甘油三酯、血黏稠度、纤维蛋白原等指标均高于正常人。这与中医血瘀证相吻合。以补益脾肾、化湿降浊、解毒祛瘀为治疗原则。

左老师治疗肾功能不全，内治与外治相结合，在取得临床疗效的基础上，拟方制成自制剂，取名"肾复宁"，以其结肠滴注治疗慢性肾功能不全。经立项研究。于1998年通过专家鉴定，达国内领先水平。同年获山东省医药科技进步三等奖。撰写论文"结肠滴注治疗慢性肾功能不全的临床研究"，在《河北中医》发表。

肾复宁由淫羊藿、何首乌、苍术、茯苓、生大黄、丹参、益母草、泽泻、决明子等药物组成。其中淫羊藿甘、温，入肝、肾经，补肾壮阳。何首乌滋补肝肾，具有降压、降脂作用。茯苓、苍术、泽泻健脾利水湿。决明子清肝益肾，降压通便。大黄、丹参、益母草活血化瘀，泻浊利水。

其中大黄是近年来治疗慢性肾功能不全的首选药。《神农本草经》曰："大黄味苦寒，主下瘀血、血闭、寒热，破癥瘕积聚，留饮宿食，荡涤肠胃，推陈致新，通利水道，调中化食，安和五脏。"《内经》曰："清阳出上窍，浊阴出下窍。"慢性肾功能不全，脾肾虚衰，湿浊潴留，三焦壅塞，气化无权，升降失常，二便失司，临床不仅可以见到尿少、尿闭，亦可出现大便秘结，即下窍不利，浊阴难从下窍排出，潴留体内致生他变，而成危候。应用大黄通腑泻浊，使浊邪有出路，活血化瘀，使经脉得以通畅。此又为"开鬼门，洁净府，去宛陈莝"之意。

肠道给药一方面刺激肠道黏膜，使肠道充血，增加毛细血管通透性，使体内氮质等毒物随肠道分泌排出体外；另一方面药物的吸收亦加速浊毒排泄，抑制肠道菌群的生长，从而减少肠腔内蛋白质的分解，使肠源性氮质吸收减少。

不管是内服还是外治，健脾补肾、活血化瘀、泻浊排毒是基本治则，临床应根据病情选择用药途径。肠道给药是肾功能不全的重要治疗途径。

（二）慢性盆腔炎

慢性盆腔炎，多表现为长期下腹及腰骶部持续性隐痛、钝痛，腹痛腹胀，白带增多，经量多或月经不调，不孕。属于中医"腹痛""带下"范畴。多因脾肾阳虚，水湿内停；或肝气郁结，郁而化火；或是经期同房，产后胞脉空虚等，致使湿热邪气乘虚侵入，从而发为盆腔炎。本病属本虚标实之证，湿热、气滞、血瘀是病理关键，脾肾不足、肝血亏虚是其根本。因此，根据不同证型，多以清热凉血、解毒利湿、消瘀散结、补益脾肾、养血疏肝为治。

常用方：金银花 30g，连翘 15g，土茯苓 15g，败酱草 30g，鱼腥草 30g，丹参 30g，赤芍 15g，牡丹皮 15g，生地黄 15g，当归 12g，白术 12g。疼痛较剧加延胡索 15g，制香附 15g，益母草 15g；带下色黄、热毒炽盛加黄芩 15g，蒲公英 30g；有包块者加红藤 15g，三棱 15g，莪术 15g；便秘腹胀者加大黄 6g。

上方水煎 2 次，取汁 400mL，分 2 次结肠滴注。药汁温度在 37～40℃。患者取左侧卧位，用开放式输液器下接 14～16 号导尿管，将导尿管插入直肠 20cm以上，滴速不宜过快，每分钟 60 滴左右。药汁缓慢滴完后俯卧位约 25 分钟，尽量保留。可使药液以较高浓度吸收到盆腔，使病所药物浓度高，作用强。一般 10 天为 1 个疗程。

凡盆腔疾病如卵巢囊肿、子宫肌瘤、痛经，结肠疾病如溃疡性结肠炎等，以水煎剂灌肠为佳。男科前列腺炎、前列腺增生等可采用栓剂用药。

二、脐疗经验

左老师擅用脐疗，对历代医家关于脐疗的论述及发展概况颇有研究。1989 年曾综述"脐疗的临床应用"，发表于《沂蒙中医》杂志。左老师查阅资料，总结古人脐疗理论和经验，对当今内、外、妇、儿各科应用脐疗的方与法归类整理，吸取经验，充实自己，为临床应用脐疗打下了良好的基础。

（一）脐疗的机制

1. 通过腧穴经络作用于脏腑。脐是神气通行出入的门户，又称神阙穴，是任脉的要穴。胎儿通过脐带从母体接受营养。任脉总领人一身的阴经，循行于胸腹正中，上联心肺，中经脾胃，下通肝肾，所以神阙穴为经气之汇海，五脏六腑之本。在神阙穴施治，通过经络作用于五脏六腑，能起到治疗及保健的作用。可以健脾强肾、回阳救逆、和胃理肠、行气利水、散结通滞、活血调经。

2. 药物吸收迅速，直接作用于脏腑或直达病所。脐在胚胎发育过程中为腹壁最后闭合处，表皮角质层最薄，屏障功能最弱，皮下无脂肪组织，皮肤和筋膜、腹膜直接相连。脐部皮肤除局部微循环外，脐下腹膜还分布有丰富的静脉网，浅部与腹壁浅静脉、胸腹壁静脉相吻合，深部和腹壁上、下静脉相连，腹下动脉分支也通过脐部。另外，脐之凹陷形成隐窝，药物敷贴后形成自然闭合状态，利于药物较长时间存放。这些均利于药物穿透弥散而被吸收入血，进入体循环，发挥药物的直接作用。

3. 通过刺激皮肤神经，间接影响脏腑。从解剖看，第十肋间神经前皮支的内侧支布于脐部，在皮肤中脐部的神经敏感度最高。施治的药物灸熨等刺激了神阙穴，通过经络的作用而调节全身，从而改善各组织器官的功能，起到防治疾病的作用。

（二）脐疗的作用

脐疗的功用及适应证非常广泛，对消化、呼吸、泌尿、生殖、神经、心血管系统均有作用，并能增强机体免疫力，可广泛用于内、外、妇、儿、皮肤、五官科等各科疾病，还可养生保健。

1. 强壮祛病，养生延年　脐为先天之命蒂，后天之气舍，是强壮保健的要穴。脐疗可增强人体抗病能力，具有补脾肾、益精气之功。用于虚劳诸疾、神经衰弱和不寐少眠、多梦烦躁等症。

2. 通调三焦，利水消肿　脐疗能激发三焦的气化功能，使气机畅通，经络隧道疏通。可治疗小便不利、腹水、水肿、黄疸等病。

3. 调理冲任，温补下元　冲为血海，任主胞胎，冲任督带四脉与生殖及妇人的经带胎产息息相关，故药物温脐可调理冲任，固经安胎。临床用于阳痿、遗精、早泄及妇女月经不调、痛经、崩漏、带下、滑胎、不孕等症。

4. 通经活络，行气止痛　脐通百脉，温热药贴脐后，能够通经活络，理气活血，达到"通则不痛"的目的。适用于痹证、手足麻木及各种痛症。

5. 敛汗固表，涩精止带　脐疗能收敛人体的精、气、神、津，调整脏腑阴阳平衡，使气血调畅，营卫通利。临床常用于治疗自汗、盗汗、梦遗、滑精、久泻、带下、惊悸、失眠等。

6. 健脾和胃，升清降浊　脐疗可增强脾胃功能，使清阳得升，浊阴下降，以健脾止泻，和胃降逆。用于胃痛、痞满、反胃、呕吐、泄泻、痢疾、呃逆等。

脐疗的辨证立法、处方用药与内治法基本相同。《理瀹骈文》载："大凡上焦之病，以药研细末，嗡鼻取嚏发散为第一捷法……中焦之病，以药切粗末炒香，布包缚脐上为第一捷法……下焦之病，以药或研或炒，或随症而制，布包坐于身下为第一捷法。"说明脐疗以治中焦病及脐周脏腑病为主。

左老师用脐疗治疗内、外、妇、儿各科疾病，所用方药之来源，一是辨证组方，二是验方，来源于他人及自己验之有效之方。多用熨、敷、灸、填法。根据病情选法配方。

（三）内科病脐疗

1. 脘腹痛 脘腹痛的发生与饮食不节、情志刺激、劳累过度、饮冷受寒、脾胃不健等因素有关。西医学的急性胃炎、慢性胃炎、胃及十二指肠溃疡、胃痉挛、胃神经症、急慢性肠炎、肠易激综合征等疾病多有胃脘痛症状。脐疗施治也要依其寒热虚实不同而有别。

处方1 沉香、五灵脂、丁香、肉桂、砂仁各等份，共研细末，取药末适量，以温水调药敷脐，外以棉球覆盖并固定。

主治：脘腹痛。用于慢性胃炎、胃及十二指肠溃疡、胃痉挛、胃神经症，肠粘连、肠易激综合征等虚寒气滞血瘀之脘腹痛。

处方2 当归 30g，川椒 30g，干姜 30g，香附 40g，白芷 50g，艾叶 100g。将上药前 5 味捣碎，艾叶剪碎，炒热装布袋熨脐，凉后再更换，每次熨 20 分钟，每日熨 2 次。

主治：寒性气滞血瘀之脘腹痛。

处方3 白胡椒、桂枝、吴茱萸以 2∶1∶1 比例取药，共研末备用，用时取适量，温水调之以不散不稀为度，成团填脐，以棉球覆盖并固定，晚填晨取。

主治：用于慢性肠炎、肠易激综合征等虚寒型腹痛腹泻。

处方4 胡椒 10 粒，百草霜 15g，葱白一段。上药共捣成膏敷脐，棉球覆盖，常法固定。

主治：寒性腹痛。

处方5 人参、炮姜、肉桂各等份，压粉备用。取上药粉适量以温水调湿成团放脐中，上覆盖棉球，常法固定。

主治：虚寒性腹痛。

2. 呃逆 俗称打嗝，其病机主要是胃气上逆，膈肌痉挛。其病因主要是纳凉饮冷受寒或情志不畅。西医学胃、肠、肝、胆、腹膜、食管、纵隔等器质性疾病亦可引起。若危重病时出现呃逆，多为中气衰败的表现，应引起注意。

处方 1 吴茱萸、干姜、丁香、肉桂各 30g，柿蒂 50g，压成细粉。取药粉适量，温水调成团状填脐，上盖软塑料薄膜或纱布，胶布固定，局部热敷。每次敷贴 6~8 小时，每日 1 次。

主治：寒性呃逆。

处方 2 丁香、柿蒂、沉香、旋覆花各等份，压粉备用。取药粉适量，以醋调成团填脐，纱布常法固定。每次 8~10 小时，每日 1 次，呃止停用。

主治：各种原因所致呃逆。

3. **血证** 凡血液不循常道，上溢于口鼻诸窍之鼻衄、齿衄、呕血、咯血，下出于二阴之便血、尿血，以及溢于肌肤之间的肌衄等，均属血证范围。多由邪热灼络，迫血妄行；或肝气横逆，血随火升；或脾虚，脾不统血，等等，均可致血证的发生。

处方 1 大黄、三七各等份，研粉备用。取药粉适量，以醋调湿成团敷脐，常规固定，每次 6~8 小时。

主治：各种出血。

处方 2 鲜大小蓟各 60g。将鲜大小蓟揉软敷脐，常法固定，每次敷 6~8 小时，每日 1 次，连用 3 天。

主治：各种血证。

处方 3 鲜侧柏叶、鲜白茅根、鲜萹蓄各 50g。上 3 味捣软敷脐，覆盖纱布，常法固定。每次敷 5~6 小时，每日 1 次，连用 5 天。

主治：尿血。

4. **便秘** 便秘多由大肠传导功能失常，粪便在肠道停留过久，水分被吸收，而致粪便干燥坚硬。西医学的习惯性便秘、肠道炎症恢复期、手术后排便困难、产后排便困难、药物所致便秘等都属中医便秘范畴。便秘病位在肠，距脐最近，敷脐治疗效果最好。

处方 1 生大黄、牵牛子、麻子仁。前 2 味各等份，压粉备用。取药粉适量，用时与麻子仁 10g 同捣成膏，敷脐，纱布覆盖，常法固定。每日 1 次，每次 4~5 小时。

主治：实热证便秘。

处方 2 制附子、苦丁香、皂角、沉香各等份，压粉备用。药粉适量温水调成团填脐，棉球覆盖，常法固定。每日 1 次，每次 4~5 小时。

主治：气滞冷秘。

5. 腹水　腹水属于中医臌胀、水臌范畴。由于腹腔内癥瘕，致使肝气郁滞、血脉瘀阻、水湿内停，进而形成腹水。腹水主要见于西医的肝硬化。治疗应以活血化瘀、利水消胀为主。

处方 1　商陆粉 1.5g，大黄 2g，鲜姜 2 片。取前 2 味和鲜姜共捣成团，敷脐部，外盖敷料，胶布固定，每次 5～6 小时，每日换药 1 次，7 天为 1 个疗程。

主治：肝硬化腹水。

处方 2　牵牛子、茯苓皮、车前子按 3∶2∶2 比例，共压粉末，备用。每次取药粉适量，与生姜 2 片共捣成膏，填脐，外覆纱布，以胶布固定，每次 6～8 小时，每日 1 次，7 天为 1 个疗程。

主治：肝硬化腹水。

6. 尿频、尿失禁　尿频是指小便次数增多，无尿痛，与淋证之尿频不同，多为气虚或肾虚不固之虚证。尿失禁是指在清醒状态下不能控制排尿，多见于老人或病后之虚证。

处方 1　砂仁、肉桂、益智仁各等份，共研细粉。取少量药粉，以黄酒或温水调成膏，敷脐，外用胶布固定，每日 1 次，每次 6～8 小时，5 天为 1 个疗程。

主治：尿频属虚寒者。

处方 2　益智仁、桑螵蛸、金樱子、韭子各等份，共压细粉备用。取药粉适量，用温水调成团填脐，覆盖纱布，常法固定。每次 6～8 小时，每日 1 次，连用 5 天。

主治：尿频属肾虚者。

处方 3　肉桂、韭子、益智仁、芡实各等份，研粉备用。取药粉适量，以白酒调成团填脐，覆盖纱布，常法固定。每次 6～8 小时，每日 1 次，连用 10 天。

主治：尿失禁、遗尿。

7. 尿潴留　尿潴留属中医癃闭范畴。其病位在膀胱，由于腑气不通、开阖失司所致。根据"六腑以通为用"的原则，治疗应以通为主。

处方 1　葱白连须半斤，切碎炒热，用纱布包好，熨脐部及其周围，熨至患者自觉有热气入腹内，排尿后即可停止。

主治：尿潴留属寒证者。

处方 2　鲜青蒿、鲜蒲公英各 200g。将上两味捣烂，敷于脐部，外覆纱布，常规固定。敷药后患者下腹部有清凉舒适的感觉，待排尿后即可去药。

主治：尿潴留属热证者。

处方 3 白胡椒 7 粒，肉桂 3g，共研细末备用。取葱白一段与药末适量共捣烂如泥，填敷脐部，覆盖纱布，常规固定。一般敷药 3～4 小时后见效，排尿后即可去掉。

主治：尿潴留属寒证者。

8. 晕动病 乘车、船或飞机时，因摇摆、颠簸、旋转或加速等，出现恶心、呕吐、头晕、乏力、心跳加速、面色苍白、冷汗，甚至虚脱，重者可出现四肢冰冷、血压下降等，为晕动病，或称运动病。疲劳、失眠或素有慢性疾病情况下，更易发病或症状加重。

处方 1 伤湿止痛膏。于乘车前用伤湿止痛膏贴脐，如乘车超过 1 天，第 2 天需另换。

主治：晕车。

处方 2 风油精。将风油精数滴滴入脐内，外以伤湿止痛膏固封。

主治：晕车、晕船。

9. 自汗、盗汗 自汗和盗汗均是以汗出异常为主的病证。非因天热、穿衣过暖、劳作奔走和服用发热药物等因素，白日时时汗自出，动辄益甚者，称为自汗。睡中汗出，醒后自止者，称为盗汗。自汗、盗汗多见于西医的自主神经功能紊乱、甲状腺功能亢进、糖尿病、结核病、佝偻病、一些传染病的发热期和恢复期以及大手术后或产后。

处方 1 五倍子、五味子等量，研粉备用。每次取粉适量，温水调成团填满脐，纱布覆盖，常法固定。或五倍子、生龙骨组方，或五倍子、枯矾组方。

主治：自汗、盗汗。

处方 2 何首乌、牡蛎以 1：2 比例，取药研粉。取药粉适量，水调成团填脐，纱布覆盖，常法固定。

主治：自汗、盗汗。

处方 3 五味子、乌梅肉等份。五味子、乌梅肉适量加少许水，共捣烂如泥，敷脐。每日 1 次，夜敷晨取。

主治：盗汗。

10. 中暑 中暑是发生在夏季或高温作业下的一种急性病。在夏季暑热环境下，人体处于劳倦或饥饿状态时，元气亏虚，暑热乘虚而入，急性发病。症见头痛头晕，口渴喜饮，恶热心烦，面红多汗，甚则暑犯心包，猝然昏倒，不省人事，身热肢厥。

处方1 仁丹 10 粒，备用。压粉，以姜汁调药粉成膏状填脐，覆盖纱布，常法固定。用至神志清醒，热退。

主治：中暑晕厥。

处方2 清凉油。取少量清凉油涂脐。

主治：中暑。

处方3 细盐少许，艾炷数个。将盐填满脐部，上置艾炷灸之，灸壮不限，注意防止烫伤。

主治：中暑晕厥。

（二）妇科病脐疗

1. 盆腔炎　盆腔炎多由于妇科炎症、月经不调、经期同房等原因所致。表现为下腹及腰骶部持续性隐痛、钝痛、胀痛、白带多等症状。

处方1 当归、川芎各 30g，蛇床子、地肤子、枯矾、金银花各 15g，共研为细末，瓶装备用。每次用时取药末适量，用温水调湿捏成厚约 1cm、直径约 5cm 的饼敷脐（脐窝填满）。每日 1 次，每次 6～8 小时，6 次为 1 个疗程。

主治：用于盆腔炎湿热血瘀者。

处方2 鲜蒲公英、鲜地丁、鲜金银花各 30g，共捣烂，以脐为中心外敷固定，每日 1 次，每次 6～8 小时，7 天为 1 个疗程。

主治：适用于盆腔炎、盆腔积液。

2. 痛经　痛经是妇科常见病，是指妇女经期或行经前后出现小腹部疼痛或腰痛不适，严重者出现头晕、恶心、面色苍白、出冷汗等。

处方1 白芥子、面粉。将白芥子研为细末备用。取白芥子适量，加入等量面粉，用开水调匀，制成饼状，趁热（不能烫皮）贴脐上，3～4 小时后痛止，痛止即将药饼去掉。

主治：寒凝气滞痛经。

处方2 肉桂 15g，丁香 15g，吴茱萸、小茴香各 30g，共研粗末备用。药末加白酒适量炒热，布包趁热敷于脐部，于行经前 3 日开始敷。

主治：寒凝气滞痛经。湿热证忌用此方。

处方3 乳香、没药、延胡索各适量，研细末，备用。水调为药饼，敷脐，常法固定。

主治：气滞血瘀痛经。

3. 功能失调性子宫出血　功能失调性子宫出血是全身及内外生殖器官无器质性病变而出现的子宫异常出血，属中医崩漏范畴。

处方 1　鲜小蓟、鲜藕节、鲜仙鹤草各 30g。将上 3 味捣软，敷肚脐上，绷带固定，每日换药 1 次，连敷 3 ~ 5 日，为 1 个疗程。

主治：妇女崩漏，更年期阴道流血不止。

处方 2　云南白药、白酒。取云南白药适量，用白酒调成团填脐，外用纱布固定，每日 1 次，连用 2 ~ 5 日。血止即停用。

主治：用于功能性子宫出血。

(三) 儿科病脐疗

1. 遗尿　俗称尿床，是指 3 周岁以上的小儿在睡眠中小便自遗，醒后方觉的一种病证。轻者数日 1 次，重者每夜均遗，或一夜数次，病程长者可达数年或十几年。

处方 1　煅龙骨、芡实按 1 : 1 比例，取药压粉备用。以醋调药粉适量敷脐，覆盖，常法固定。

主治：遗尿。

处方 2　桑螵蛸、补骨脂各 5g，共研细末，生姜 2 片。生姜与上药末共捣成泥状，填入脐中，外用纱布覆盖，胶布固封，夜敷晨取，5 日为 1 个疗程。

主治：遗尿属虚寒者。

2. 小儿泄泻　小儿泄泻四季皆有，夏秋季较多，是小儿常见的一种消化道疾病，以大便次数增多，排便稀溏，水样或带有不消化的乳块、黏液，常伴有呕吐为特征。若迁延日久，常导致小儿营养不良、生长发育迟缓、疳积等症。本病相当于西医的婴幼儿消化不良、脂肪泻、肠吸收不良综合征、病毒性肠炎等。

处方 1　艾炷。灸脐数壮。

主治：婴儿腹泻。

处方 2　白芷、干姜各等份，共压细粉备用。先用酒擦洗脐部，然后以蜜调药粉成膏填脐，用纱布覆盖固定，再以暖水袋外熨。

主治：小儿泄泻。

处方 3　白术、茯苓、吴茱萸、胡椒、丁香按 5 : 5 : 2 : 1 : 1 的比例，取药共研细粉，瓶装备用。取药粉适量，以温水调湿成团，敷于脐部，用纱布覆盖，胶布固定，晚敷晨取。

主治：小儿泄泻。

处方 4 鲜石榴皮 30g。将鲜石榴皮打烂成泥状，敷于脐部，纱布覆盖，外用胶布固定。晚敷晨取，5 天为 1 个疗程。

主治：小儿消化不良性腹泻。

处方 5 丁香 5g，肉桂 4g，砂仁 5g，研细末，装纱布袋内。用绷带将药袋缚于小儿脐上。

主治：小儿泄泻。

（四）外科病脐疗

1. **乳腺增生** 乳腺增生主要是一种内分泌功能紊乱致使乳腺结构不正常的妇女常见病。既非炎症，也非肿瘤，主要症状为乳房肿块和乳房胀痛。

处方 柴胡 10g，当归 10g，延胡索 10g，郁金 10g，鲜蒲公英、鲜薄荷、鲜夏枯草、鲜地丁各 30g。前 4 味药研成粗末，再与后 4 味共捣烂，敷以脐部为中心的部位，每次 8~10 小时，每日 1 次，连用 7 天为 1 个疗程。

主治：乳腺增生病。

2. **慢性前列腺炎** 多见于中年男子，症见会阴部坠胀、重压或疼痛，下蹲或大便时尤甚，可放射至腰骶部、耻骨上区和阴茎、睾丸等处，或有尿频，余沥不尽，尿后滴白，终末血尿，或排尿时尿道灼痛，可出现排尿困难，甚至尿潴留。

处方 王不留行、浙贝母、没药、土鳖虫、白芥子按 2：2：2：1：1 比例取药，共研细末。每次取药粉适量，以适量白酒调湿成团，常规固定，晚敷晨取，10 天为 1 个疗程。

主治：慢性前列腺炎、前列腺肥大。

3. **皮肤瘙痒症** 皮肤瘙痒症是指仅有痒感而无明显的原发性皮肤损害，多见于老年人。有泛发性皮肤瘙痒和局限性皮肤瘙痒之分。

处方 红花、桃仁、防风、地肤子各等份，共压细粉备用。取药粉适量，以蜂蜜调为糊状填脐，外以纱布覆盖，胶布固定，每日 1 次，连用 5 天。

主治：皮肤瘙痒症、荨麻疹。

4. **复发性口腔溃疡** 复发性口腔溃疡又称阿弗他口炎，是一种常见的慢性口腔黏膜疾病。表现为口腔黏膜反复出现散在的边缘较整齐的圆形或椭圆形浅层小溃疡，可单发或多发，有剧烈疼痛，病程有自限性，一般 10 天左右可自愈。

处方 1 醋炒吴茱萸、细辛、木鳖子按 3：1：2 比例，取药共压细粉。取药粉适量，以冷水调成糊状敷脐，外以纱布覆盖，胶布固定。每日 1 次，5 天为 1 个疗程。

主治：口舌生疮、口腔溃疡。

处方2 黄连、海螵蛸、三七粉按1∶3∶1比例，取药压细粉。每次取药粉适量，以少量水调湿成团填脐，常规固定，晚敷晨取，连用5天。

主治：复发性口腔溃疡。

三、橡胶锤疗法经验

橡胶锤疗法，原称橡皮槌疗法，是用橡胶锤弹打人体体表经络循行线和特定穴位，使气血运行通畅、脏腑功能恢复正常的一种外治法。

橡胶锤疗法是在梅花针疗法的基础上发展而来的。梅花针疗法是我国医学遗产的一部分，距今已有两千多年的历史。将七根针捆成一束，呈梅花状，在人体相应部位进行叩刺，是多针浅刺疗法。20世纪50年代，山东省青岛疗养院赵新庭大夫在使用梅花针给患者治病时，经常出现患者怕痛，医患配合不好，影响医疗效果的情况。为了减轻患者的痛苦，提高疗效，赵大夫试用橡胶锤代替梅花针给患者治病，经过长期的临床实践，积累了经验，收到显著效果，逐步形成了源于梅花针而疗效上高于梅花针疗法的橡胶锤疗法。

该疗法具有疏通经络、协调脏腑、燮理阴阳、扶正祛邪等功能，在一定程度上既有针刺、点穴的作用，又有推拿按摩之功能，且比针刺、点穴、按摩简单易行。

1978年，我院引进橡胶锤疗法，大家被其神奇的疗效所吸引，全院掀起了学习热潮，人手一锤，各科皆用。虽然适应证很广，但疗效最好的是治疗腹泻，从那时起左老师开始积累治疗腹泻病例并立项研究。1996年"橡皮槌疗法治疗腹泻的临床研究"专家鉴定达国内领先水平，同年获山东省临沂市科技进步三等奖。1998年在《山东中医杂志》发表相关论文。

橡胶锤疗法的直接弹打部位，不是像针刺那样作用于分肉之间的经脉，而是在人体的表层——络脉广泛分布的皮部。由于锤头与皮肤的接触面积远大于针尖，富有弹性的橡胶锤头又能把弹打的力透向深层组织，巧妙地运用了力与气的关系，使之震动和激发经气，气至而产生效应。所以，它的作用不仅作用于皮部，而且通过皮部传到了络脉、经脉和经筋等组织。因此，具有针刺、点穴、按摩的综合治疗作用，可治疗消化、呼吸、神经、运动、心血管、泌尿等系统的病症，尤其是对腹泻的治疗有立竿见影的效果。

橡胶锤疗法非常重要的环节就是确定弹打路线，即弹打线，弹打线是足太阳膀胱经和督脉、任脉分布的部位。由于督脉总领全身阳经，为阳脉之海，直接参与脑髓的形成，有总督诸阳、调节全身阳气的作用；任脉位于腹部，与足三阴经发生联系，总任全身阴经，为阴脉之海。足太阳膀胱经为十二经之魁，诸阳之首，其第一侧线上分布着五脏六腑十二腧穴，是主治脏腑病变的重要弹打部位。常规弹打法实际上就是通过弹打督脉、任脉、足太阳膀胱经及其脏腑腧穴，以达到振奋阳气、调节阴经、恢复脏腑功能的作用。

本法尤其适合小儿服药困难及术后不能进食者。临床验证该疗法治疗腹泻有效率100%，且效果立竿见影，对其他杂症如呕吐、痛经、遗尿等也有良好效果。

操作手法：患者平躺或俯卧，全身放松，医者手握住锤柄，食指伸直放在锤杆上，腕部轻轻抖动，弹打时要轻而快，要用腕力，锤要直上直下，急起急落，用力适度，以不使皮肤出现红肿或淤血为宜。快慢均匀，有节奏感，速度每分钟120次左右。

常规弹打：是指在任脉、督脉、脊柱两侧弹打。一般疾病在辨证分析、明确诊断后，先常规弹打，然后再根据病情选用局部和辨证配伍弹打。

（一）腹泻

腹泻是夏秋季常见的胃肠道疾病，以腹痛、呕吐、腹泻为主症。多由于饮食不节，使湿热内侵，湿热困脾，运化失常，小肠清浊不分，混杂而下，注入大肠成为腹泻；或因过食生冷油腻、腐败不洁食物，损伤脾胃而影响其运化功能，引起腹泻。左老师应用该法治疗急性腹泻千余例，具有立竿见影的效果。橡胶锤疗法副作用小，治疗期间可停用其他药物。

治疗方法

（1）背部弹打：沿脊柱两侧各旁开3条弹打线，第1条为华佗夹脊穴，第2条和第3条为足太阳膀胱经（图2-1，图2-2），上自第6颈椎，下至尾骶部，每条线自上而下弹打30锤左右。

（2）腹部弹打：①上腹三角。自剑突下起，沿左右两侧肋骨下缘向两侧各弹打2条线，至平脐自左向右弹打2条水平线，组成上腹三角。竖打，自剑突下至脐旁开各6条线，共13条（图2-3）。②下腹三角。从腰部沿腹股沟斜打至耻骨边缘，左右两边各打2条斜线，横线为脐下2条水平线，组成下腹三角。竖线自脐下开始沿小腹正中线，向下弹打至耻骨上缘，然后旁开各6条，共13条（图2-3）。③腹部环圈。绕肚脐由小圈逐渐向外扩大环绕弹打（图2-4），根据腹部面积大小，约打10圈为1遍。逆时针弹打为补法，顺时针弹打为泻法。以上各部位连续弹打3遍。

（3）特定穴：承山。

（4）保健穴：合谷、内关、足三里、三阴交。

（5）辨证加减：伤食型用上法治疗；湿热型上法加大椎、曲池；脾虚型按上法弹打完毕，医者用劳宫穴对准患者肚脐逆时针摩腹 1 分钟；肝气乘脾型加期门；肾阳虚衰型加命门，下腹三角重点弹打。以上各穴每穴弹打 60 ~ 100 次。

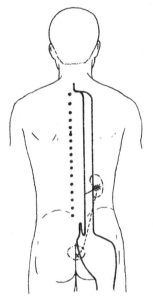

图 2-1　华佗夹脊和足太阳膀胱经背部循行示意图

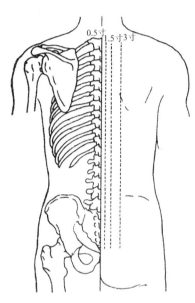

图 2-2　脊柱两侧弹打线

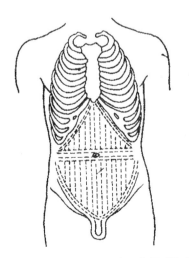

图 2-3　上腹、下腹三角区弹打线

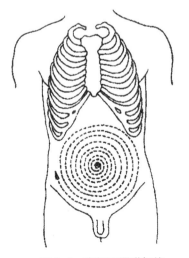

图 2-4　腹部环圈弹打线

（上述四图引自《橡胶锤疗法》）

一般腹泻患者，每日 1 次，每次 10 分钟左右，注意不要时间过长，以防造成不良后果。严重患者可每天锤疗 2 次，但要间隔 4 小时以上。

橡胶锤疗法治疗腹泻以弹打背部、腹部和承山穴为主。脊柱两侧为足太阳膀胱经腧穴分布区，是脏腑经气转输之处，与脊神经关系密切。腹部是募穴汇集之区，脏腑经气汇涵之处，与内脏神经相联系。俞穴属阳，募穴属阴，俞募相配能调节阴阳脏腑功能。章门为脾之募穴，中脘为胃之募穴，两穴均在腹部弹打范围，有调理脾胃功能的作用。背部弹打线主要是膀胱经，承山为膀胱经穴，弹打此处可利小便实大便。弹打足三里、三阴交、合谷可疏调足太阴、足阳明、手阳明经气，使脾胃健运。内关为手厥阴经穴，具有整体调节作用。湿热型加大椎、曲池以泻其热；脾虚型逆时针摩脐可温阳散寒，调理内脏功能，扶正祛邪。

典型案例：蔚某，男，8 个月，2001 年 6 月 30 日初诊。主诉：腹泻 16 小时。患儿自昨天下午 4 时开始腹泻，始起大便偏稀而臭秽，之后大便呈水样，量渐少，粪便臭味减轻，不欲食，时恶心，至今已大便 6～7 次。追问病史，昨天中午喂食肥肉 2～3 块，进食量较平时多。查体：患儿精神尚好，皮肤弹性尚可，腹软，舌苔白厚。诊断：腹泻（伤食泻）。予以橡胶锤疗法。处方：背部常规叩打；腹部常规弹打（上腹三角弹打，下腹三角弹打，绕脐环圈顺时针弹打）；弹打承山穴 60次。嘱进食大米或小米米油，可喂软饭（平时饭量的 1/2）。

7 月 1 日复诊：昨日治疗完毕回家后大便 1 次，量少质稀，至现在未再大便，欲进食。要求再敲 1 次，巩固疗效。嘱无须再敲，喂食不要过于油腻，不要过量。

郇某，女，18 个月，2007 年 10 月 30 日初诊。主诉：大便稀且次数多 4 个月。患儿 4 个月前出现大便偏稀，且次数偏多，每日 4～5 次，量少，曾服中成药（具体不详）治疗，效果差。查体：患儿精神尚好，腹软，舌苔薄白。诊断：腹泻（脾虚型）。予以橡胶锤疗法。处方：背部常规弹打；腹部常规弹打（上腹三角弹打，下腹三角弹打，绕脐环圈逆时针弹打）；弹打承山、足三里、合谷各 100 次；医者双手搓热，以劳宫穴对准神阙穴逆时针摩腹 1 分钟。嘱下午再敲 1 次。

10 月 31 日上午复诊：自昨天下午敲完后至现在大便 1 次，上法施治 1 次。嘱勿食生冷食物。

11 月 1 日复诊：患儿大便 1 次，进食正常，上法施治每日 1 次，至 11 月 4日停止治疗。随访半年，大便每日 1 次，未再复发。

按：橡胶锤疗法治疗急性腹泻，不论男女老少，均能取得速效，小儿腹泻效果更佳。若病史较长，在常规治疗下辨证选加相应穴位，也能取得很好效果。且该疗法无痛苦，无不良反应。

蔚姓患儿为伤食泻，病程短，病势急，予以常规弹打，绕脐环圈用泻法，治疗1次痊愈。郇姓患儿病程达4个月，为较典型的脾虚泻，常规弹打，绕脐及摩腹均用补法，治疗6天，始起每日2次，大便恢复正常后，巩固治疗3天告愈。

橡胶锤疗法是一简便易操作，无痛苦，无副作用，疗效确切，具有辨证特点的外治方法，值得同道验证推广。

（二）尿频

尿频，又称"小便数"或"小便频数"，其病因病机多属肾气不固、脾肺气虚、膀胱湿热或肾阴亏虚、心火亢盛等。

治疗方法

（1）取常规治疗部位弹打，重复弹打腰椎两侧。

（2）局部选取下腹三角区，穴位选取气海、关元、中极。

（3）肾虚者加弹打肾俞、膀胱俞、阴陵泉、中极、太冲。

（4）病久肾虚者，每天下午5时左右弹打1次。患病时间短且症状较重者，每日弹打2~3次，10天为1个疗程。

属于神经衰弱、惊吓等原因引起的尿频，均可用此法治疗。泌尿系统有器质性病变者，疗效不显著。

如果尿频较重，数分钟小便1次，尿意持续不止时，可单独弹打下腹三角区和八髎穴，能使尿意立即消失。一般治疗1次即可见效，1周左右即可痊愈。治疗前必须明确诊断，辨证治疗。

典型案例

刘某，男，4岁，1984年4月18日初诊。无明显原因出现尿频，每隔6~7分钟（有时2~3分钟）即排尿1次，点滴量少。尿常规检查正常，尿道口无异常。经某医院泌尿科诊断为"神经性尿频"，经用橡胶锤疗法治疗2次痊愈。

注意事项：治疗的同时应注意休息，避免剧烈运动和过度劳累；避免饮食生冷辛辣，忌用冷水洗浴；避免精神紧张，保持心情舒畅，有助于提高疗效。

第三章　简便外治小验方

本章主要选取老师常用屡验的简便外用小验方。小验方，特点一是方小、简便，用药多为生活中经常接触的药物或药食同用的食物，能信手拈来，患者能自备，无须跑医院、去药房；二是患者能自行操作，适用于一般的体表病，轻症，无合并内脏病，或临床急需取效的疾病。具有简单、价廉、有效、安全的特点。

一、感冒

（一）足浴

处方1　紫苏全草。割取茂盛紫苏，切碎晒干备用。抓一大把紫苏全草，用凉水2000mL左右浸泡半小时，大火烧开7~8分钟，待水温能耐受时泡脚，约半小时，令汗出即可。药液放置再用，用前烧开，次日再换药水煎。用于风寒感冒或其他型感冒初起或轻型，症见鼻塞流清涕，打喷嚏，头痛，周身不适者。

该方法左老师应用多年，经常嘱老家邻居收集紫苏全草，教他们应用方法，左老师回农村探亲时也经常向亲戚索要晒干的紫苏，邻居、熟人有伤风感冒者皆可取之应用，受益者无数。

处方2　紫苏叶30g，桂枝20g，细辛10g，羌活20g。用凉水2500mL浸泡半小时，大火煮开10~15分钟离火，趁热熏蒸面部，待水温不烫即浸泡双足半小时至身汗出，勿大汗。一剂药可煮2次，每日2次。用于风寒感冒，症见恶寒身冷，头痛，喷嚏，流清涕。

处方3　藿香30g，佩兰20g，羌活20g，苍术20g，石菖蒲20g，荷叶30g。用法同上。用于暑湿感冒，症见身重头痛，困乏呕恶。

处方4　金银花30g，桑叶30g，薄荷20g，大青叶30g，荆芥30g，紫苏叶15g，柴胡15g，葱根5个。将以上中药加入凉水2500mL，浸泡半小时，大火烧开10~15分钟左右，取汁备用。水温至35~40℃左右时浸泡双脚，同时以毛巾浸药液挤压至不滴水为度，敷颈部、额及大椎、风池等穴位。用于风热感冒，症

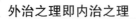

见发热恶寒，身痛头痛。

处方 5 防风 30g，荆芥 20g，生黄芪 30g，白术 20g，茯苓 30g，辛夷 10g。以上药加入凉水 2500mL，浸泡半小时，大火烧开 10 分钟，再小火煮 10 分钟左右。第二煎加水 1500mL，煮 10 分钟左右取汁。两次取汁合兑，水温不烫时泡脚，每次 30 分钟，至背部微汗，药汁保留加热再用。用于反复感冒者，或虚人感冒。

（二）贴敷

处方 白芥子、栀子、黄芩、杏仁各 10g，樟脑 5g。研末和匀，调成饼状，分贴于双侧涌泉穴，用布包扎好后，用热水袋加温片刻，12 小时后取下。效果如不显著，可续贴 1 次。用于小儿流感、腮腺炎等引起的发热，夏季热也有疗效。

（三）脐疗

处方 川黄连、虎杖各 30g，用白酒或 75%乙醇 500mL 浸泡 1 周，滤取药液装瓶密封，用时用棉签蘸药液，干湿适度，涂于肚脐，每 4 小时 1 次。用于感冒发热。

二、带状疱疹

（一）敷法

处方 鲜马齿苋 30～50g，大黄 10g，黄连 6g。上药捣烂取适量外敷，每日 2 次。用于带状疱疹色红未破者。

（二）涂擦

处方 1 石灰适量。清水适量浸泡石灰 3 小时以上，取上清液外涂，每日数次。用于皮疹未溃破者。

处方 2 青黛、雄黄、大黄粉各等份，研细末备用。用麻油调成稀糊状涂擦患处。用于带状疱疹水疱有溃破、糜烂者，每日 2～3 次。

处方 3 雄黄、枯矾、黄连、大黄各等份，研细末备用。用香油调成稀糊状涂抹，每日 2～3 次。用于疱疹未破或有少许溃破者。

处方 4 板蓝根 30g，大青叶 30g，金银花 30g，王不留行 15g，黄芩 15g，柴胡 15g，水煎 2 次，取液 500mL，每次 200mL 口服，每日 2 次，剩余 100mL 以棉签蘸药液外涂患部。清热解毒止痛，用于水疱红而未溃者。

处方 5 青黛 15g，大黄 10g，雄黄 10g，儿茶 10g，枯矾 10g，共研细末备用。将上药末浸入 100mL 75%乙醇中，浸泡 2 小时以上即可应用，用棉签蘸药液涂抹患处，每日 4 次。清热解毒燥湿，用于带状疱疹溃破糜烂渗出者。

三、冻疮

涂擦

处方 1 桂枝 30g，红花 15g，放入高度白酒或 75%乙醇 500mL 中浸泡，1 周后即可用。入冬后不待冻伤即开始应用，用棉球蘸药酒，涂抹后，慢慢按揉手足至温热，每日 2 ~ 3 次，预防冻疮复发。用于经常冻手足之人。

处方 2 辣椒把 30g，茄根 30g，胡椒 15g，红花 15g，将前 2 味剪成小段约 1cm 左右，胡椒捣碎，共浸入 75%乙醇 300mL 中，7 天后即可应用。以棉棒蘸酒反复涂抹肿硬处，再以手按揉至局部温热。每日 4 ~ 5 次，10 天为 1 个疗程。用于冻疮，局部肿硬未溃破者。

处方 3 紫草 30g，红花 15g，白芷 15g，香油 250g。将香油烧开，把 3 味药放入炸枯后去药渣，放凉即成。用棉签蘸药液外涂，每日 2 ~ 3 次。用于冻疮有破溃者。

四、汗证

（一）足浴

处方 1 黄芪 30g，五味子 15g，浮小麦 30g，乌梅 15g，牡蛎 30g，白芍 15g，茯苓 20g，金樱子 15g。上药加水 3000mL 浸泡半小时，大火烧开后，小火煎煮 15 ~ 20 分钟，二煎加水 1500mL，水煎 15 分钟左右，两次取汁放入盆中，待温度适合时足浴，每次半小时，每日 2 次。保留药汁，可加热后再用。用于气阴虚之自汗、盗汗。

处方 2 麻黄根 30g，煅牡蛎 30g，海螵蛸 30g，五倍子 15g，五味子 15g，乌梅 15g，沙苑子 15g。水煎取汁，手足浴。用于手足汗证。

（二）脐疗

处方 五倍子、黄芪按 1∶2 量，研细末备用。用时以温水调湿，以不散为度，填脐，覆盖纱布，固定，睡前用，次晨取下。用于气虚自汗。

五倍子配五味子用于阴虚盗汗。五倍子配沙苑子用于阳虚自汗。

（三）药浴

处方 麦冬 30g，五味子 50g，乌梅 30g，黄芪 100g，浮小麦 100g，黄柏 20g，牡蛎 50g，艾叶 20g。上药水煎煮 1 桶，在避风保暖处沐浴全身，有条件者可于浴池浸泡，3 ~ 4 天 1 次。用于收敛止汗，用于各型盗汗。

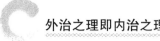

五、牙痛

（一）外敷

处方 花椒 2~3 粒，放于病牙咬紧，十几分钟后就能止痛。用于各类牙痛。

（二）洗漱

处方 1 黄连 10g，金银花 10g，淡竹叶 10g，开水浸泡，口含 1~2 分钟，反复漱后吐，再慢慢代茶饮。用于牙龈肿痛之胃火牙痛。

处方 2 红茶 30g，开水浸泡后，先漱后饮，每日数次。用于牙敏感之牙痛。

六、痔疮

坐浴

处方 1 大黄 30g，花椒 30g，芒硝 50g，乳香、没药各 20g。前 2 味加水适量水煎 10 分钟左右，加入后 3 味，趁热先熏后坐浴，每日 1 次，连用 5 天。用于外痔肿痛。

处方 2 金银花 30g，蒲公英 30g，牡丹皮 30g，大黄 20g，苦参 20g，花椒 10g。加水适量，水煎 10 分钟左右，先熏水温合适后坐浴。连用 7 日为 1 个疗程。用于湿热瘀滞型痔疮。

处方 3 忍冬藤 30g，大黄 20g，蒲公英 30g，槐角 30g，地榆 30g，苦参 30g，仙鹤草 30g，白矾 30g，芒硝 30g。前 7 味水煎取汁，趁热放入后 2 味，熏洗，水温合适后坐浴，每日 1~2 次。用于痔疮、肛裂肿痛出血者。

七、胃痛、腹痛

（一）温熨

处方 1 紫苏叶 30g，吴茱萸 15g，丁香 10g，花椒 30g，川芎 30g，小茴香 30g，桂枝 50g。以上中药共捣软，用时放入锅中炒热，喷洒适量白酒使之热蒸气为度，软布包裹温熨胃脘及脐周。用于寒性胃痛、腹痛。

处方 2 艾叶 30g，高良姜 15g，丁香 10g，木香 15g，小茴香 30g，白芷 30g，吴茱萸 10g，桂枝 50g，花椒 30g，藿香 30g，厚朴 20g。以上中药共捣软，用时用白酒将药喷湿，装布袋，放蒸屉中蒸热，温熨胃脘及腹部。用于寒性、瘀血胃痛、腹痛。

处方 3 粗粒食盐 1000g，或麸皮 500g。任选一种放锅内炒热，布包，遍熨腹部。一般顺序由上而下，由右至左，冷则易之。用于温经通络，用于寒性胃痛、腹痛。

处方 4 莱菔子（打碎）120g，生姜（切碎）60g，葱连根须（切碎）100g，白酒 1 杯。上药放锅内炒热，趁热将白酒洒上，布包，遍熨腹部，冷则易之。理气止痛，用于气滞胃痛、腹痛。

（二）脐疗

处方 1 肉桂、延胡索、九香虫、丁香按 2∶4∶2∶1 的比例，共研细末，装瓶备用。用时将药末适量用黄酒调湿成团，填脐，常规覆盖固定，睡前敷，晨起取下，连用 10 天。用于寒性胃痛、腹痛。

处方 2 吴茱萸、荜茇、肉桂、白豆蔻、五灵脂各等份，共研细末备用。用时以白酒调湿成团敷脐，晚敷晨取，7 天为 1 个疗程。用于寒性瘀阻胃痛、腹痛。

处方 3 川椒 30g，乌梅 30g。上药炒熨痛处，并热敷脐部。理气散寒止痛，用于虫积腹痛。

八、痛经

（一）外敷

处方 1 三七粉、香附、红花、延胡索、白术按 1∶2∶2∶2∶2 的比例研成细粉备用。用时取葱白适量加药粉 15g 左右捣烂成泥，敷于神阙穴，外敷纱布固定，每晚睡前敷，清晨取下。于经前 5 天开始用，连用至月经来潮时停止。用于气滞气虚血瘀型痛经。

处方 2 吴茱萸、小茴香、白芍、延胡索、五灵脂按 1∶2∶2∶2∶1 比例取药粉碎成细粉备用。用时取葱白适量加药粉 15g 左右捣烂成泥，敷于神阙穴，外敷纱布固定，每晚睡前敷，清晨取下。于经前 5 天开始用，连用至月经来潮时停止。用于寒凝气滞血瘀型痛经。

（二）足浴

处方 当归 30g，白芍 30g，红花 20g，黄芪 30g，小茴香 20g，艾叶 20g，桂枝 30g。以上诸药用 2500mL 凉水浸泡半小时，大火水煎 10 分钟，小火煎煮 10 分钟取汁，二煎加水 1000mL，小火煎煮 10 分钟，取两次汁合兑，足浴，水温高时先熏，水温适合时浸泡双足。再用时将药汁加温即可。每剂药可用 2～4 次，每日 2 次。于经前 1 周开始用，至月经来潮停用。用于气滞气虚血瘀型痛经。

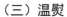

（三）温熨

处方 艾叶 30g，红花 30g，小茴香 30g，桂枝 30g，花椒 30g，延胡索 30g，共研粗末备用，蚕沙 300g。先将蚕沙放锅中炒热，再加入药末混合翻炒，达到一定热度，喷洒上适量黄酒，趁热装入布袋中，置于脐，至小腹部热，凉后再炒热，温熨 40 分钟左右，每日 2 次，于经前 5 天开始，至月经来潮停用，或取腰部以肾俞为中心温熨。用于血瘀型及宫寒型痛经。

九、水肿

（一）药浴

处方 紫苏叶 60g，桂枝 60g，羌活 60g，麻黄 60g，生姜 10g，茯苓皮 60g，益母草 100g。水适量，煎煮 20 分钟，取汁洗浴，若全身浴可加热水适量，至身汗出。每日 1 次，每次约 30 分钟。用于各种水肿，尤其是脾肺肾虚痰湿内蕴者（阴虚、血虚、热证忌用）。

（二）足浴

处方 益母草 50g，泽兰 30g，黄芪 50g，桂枝 30g，红花 30g。加水适量煎煮取汁，待水温适合时足浴，水温不可过烫。每次 20 分钟左右，每日 1 次。用于心脏病、肾病导致的水肿，或老年人下肢水肿。

十、便秘

（一）脐疗

处方 1 大黄、芒硝各等份，共研细末备用。用时取适量，麻油调匀成团，填脐固定，晚敷晨取，每日 1 次。用于大便干结，伴腹胀、口臭之热秘。

处方 2 枳实、槟榔、大黄各等份，研末备用，生姜适量。取药末适量，生姜捣烂与药末拌匀成团状，敷脐部，固定，晚敷晨取，每日 1 次。用于大便秘结或不甚干燥而排便不畅之气滞便秘。

处方 3 白芥子、花椒、甘遂按 2：2：1 比例，共研细末备用，葱白适量。取药末适量，将葱白捣烂成泥状，与药末混匀成团，敷脐，晚敷晨取。局部热敷（用暖宝或热水袋）半小时。用于大便秘结，腹部冷痛之冷秘。

处方 4 黄芪、生白术、当归、人参以 2：1：1：1 比例，共研细末备用。取药末适量，用蜂蜜适量调成团敷脐，每次 12 小时以上，每日 1 次，连用 8 天。用于乏力气短、排便不畅之虚秘。

（二）足浴

处方　芒硝 15g，大黄 10g，甘遂 5g，牵牛子 15g。水适量，煎 2 次取汁，温度适宜时足浴，每日 1 剂，每日用 2 次。药液温后再用。攻积导滞，用于实热便秘。

十一、复发性口腔溃疡

（一）外敷

处方 1　六神丸 50 粒，青黛 30g，共研细末备用。用时以温开水调成稀糊状，消毒棉棒蘸药糊涂于溃疡面，每日 3 次。用于口疮溃疡疼痛甚者，可止痛并促进溃疡愈合。

处方 2　枯矾、青黛、大黄各等份，共研细末备用。用棉棒蘸药粉撒于溃疡面，每日 3 次。用于口腔溃疡疼痛，具有清热解毒、消肿止痛、促进溃疡愈合的作用。

处方 3　吴茱萸、黄连按 1∶2 比例，共研细末备用。用温水调成饼，敷于两足涌泉穴，覆盖纱布，用胶布固定，可晚上睡前敷，次晨取下，连用 5 天。用于各型口腔溃疡。

（二）洗漱

处方　玄参 30g，金银花 30g，大青叶 30g，大黄 15g。水煎 2 次，取汁 1500mL，分 5 ~ 6 次含漱，继之慢饮。每日 1 剂，连用 5 天。用于口腔溃疡热证。

（三）脐疗

处方　黄连、吴茱萸、细辛按 2∶1∶1 比例，共研细末备用。取适量用温开水调湿成团敷脐，每晚睡前敷，覆盖固定，次晨取下。连用 5 天。用于各型口腔溃疡。

十二、睑腺炎（麦粒肿）

（一）熏洗

处方　蒲公英 30g，苦参 15g，菊花 15g，金银花 20g，牡丹皮 15g。水煎 15 ~ 20 分钟，取汁 500mL，先熏后洗，每次 20 分钟左右。再用时加热烧沸。每天 2 ~ 3 次。用于麦粒肿。

（二）放血

方法　消毒耳郭，用三棱针在患侧耳尖穴直刺 1.5mm，挤出 2 ~ 3 滴血即可。

用于麦粒肿。局部皮肤溃破者忌用。要严格消毒，无菌操作。

（三）湿敷

处方 食盐 20g。将食盐用开水溶化，待温，以消毒纱布蘸盐水湿敷患处，每次半小时，每日 3～4 次。消肿散结，用于麦粒肿。

十三、天行赤眼

湿敷

处方 黄连 15g，黄柏 15g，菊花 15g。上药加开水 500mL，浸泡 2 小时，用纱布滤过，以此药汁用纱布湿敷，每次 10 分钟，每日 2 次，连用 1～2 天或至病愈。清热解毒，用于急性结膜炎。

十四、泪道阻塞（遇冷或见风流泪）

熏洗

处方 1 桑叶 15g，菊花 18g，玄明粉 30g。加水 1000mL，前 2 味煎 15 分钟，取汁，放入玄明粉使之溶解，先熏后洗，每日 2 次。

处方 2 桑叶 20g，白蒺藜 30g，五倍子（布包）10g。加水 1000mL，水煎 15～20 分钟，取汁先熏后洗，每日 2～3 次。

十五、急慢性泪囊炎

熏洗

处方 1 蒲公英 30g，野菊花 15g，金银花 30g，黄连 10g。加水 1000mL，水煎取汁，先熏后洗，每日 2～3 次。用于急性泪囊炎局部红肿热痛。

处方 2 桑叶 30g，菊花 20g，大黄 10g，丹参 30g。加水 1000mL，水煎 15～20 分钟，取汁，先熏后洗，每日 2～3 次。用于慢性泪囊炎。

十六、外耳湿疹（旋耳疮、黄水疮）

（一）熏洗

处方 野菊花 20g，蒲公英 30g，大黄 15g，苦参 15g。加水 1000mL，水煎 15～20 分钟，取汁外洗。每日 2～3 次。

（二）外敷

处方 青黛、枯矾、硼砂各等份，研细末备用。取药粉撒在疮面上，至不渗出为止。或以上方洗后将此粉撒于患处。

十七、呃逆

温熨

　　处方　羌活 15g，附子 15g，厚朴 15g，川椒 15g，白芷 15g，茴香 10g，木香 10g，干姜 10g，食盐 250g。将上药炒热，用布包裹，频熨天枢穴处，冷后即换，至呃逆停止。温中降逆止呃，用于寒呃。

十八、虫咬蜇伤

外敷

　　处方　蒲公英 15g，黄连 10g，玄明粉 10g。前 2 味水煎取汁，将玄明粉放入溶解，取纱布浸药液湿敷患处，每日 4～6 次，或至肿消痛止。清热解毒消肿，用于各型虫咬蜇伤。

十九、湿疹

外敷

　　处方 1　马齿苋 30g，绵萆薢 30g，防风 30g，地肤子 30g。水煎取汁，湿敷患处。每日 2～3 次，每次 20～40 分钟。清热利湿，用于急性渗出性湿疹。

　　处方 2　防风 100g，地肤子 200g，白鲜皮 200g，绵萆薢 100g，蝉蜕 30g。煎水洗浴，每日 1 次，每次 20 分钟，至愈为止。清热燥湿，用于范围较大的各种湿疹、痱子。

二十、剥脱性皮炎

外敷

　　处方　生甘草 60g。加水适量，水煎取汁，然后以毛巾或纱布蘸取药液湿敷患处，每日 1 次，10 日为 1 个疗程。清热解毒，用于各型剥脱性皮炎。

二十一、肥胖症

药浴

　　处方　冬瓜皮 500g，茯苓皮 300g，木瓜 100g，益母草 300g，泽兰 300g。水煎 3 次，取汁放浴盆，再加温水适量，温度适合后全身浴，每日 1 次，每次半小时左右。20～30 天为 1 个疗程。利水渗湿，用于单纯性肥胖症。

二十二、痱子

药浴

处方 藿香 20g，佩兰 20g，野菊花 20g，荷叶 100g，滑石 30g，茯苓 30g，竹叶 30g。加水煎至 2000mL，再加清水 1 倍洗浴。每日 1 次，3～5 天为 1 个疗程。祛暑利湿，用于痱子初起属暑湿盛者。

二十三、荨麻疹

药浴

处方 蛇床子 20g，防风 30g，荆芥 30g，地肤子 20g，土茯苓 30g，白鲜皮 15g，苦参 30g，食盐 20g。诸药水煎 3 次，取汁 2000mL，将药液倾入盆内，加温水适量洗浴，用毛巾边擦边洗，至药液渐凉为度。每日 1 次，每剂药可重复用 2～3 次。燥湿止痒，用于荨麻疹周身起风团、剧痒者。

二十四、银屑病

药浴

处方 枯矾 120g，朴硝 100g，野菊花 100g，蒲公英 100g，防风 50g，白鲜皮 50g，刺蒺藜 50g。上药加水 10L，煮沸过滤后温热洗浴，每日 1 次。清热凉血，用于银屑病各期皮损。

二十五、乳痈及回乳

热敷

处方 芒硝 100g，生麦芽 100g。

①用于回乳：将生麦芽水煎取汁 500mL 左右，放入芒硝溶解，浸泡毛巾，拧至不滴水为度，热敷双乳，每次半小时，每日 2～3 次，连用 2～3 天即可。

②用于乳痈：不用生麦芽，直接用热水溶解芒硝，热敷患处。

二十六、遗尿

脐疗

处方 1 煅龙骨压粉。以醋调药粉适量，敷脐覆盖，常法固定。用于遗尿。

处方2　硫黄 3g，葱白 1 节，为 1 次量。硫黄和葱白合捣如膏，睡前将药膏敷脐，以绷带固定，或用伤湿止痛膏固定，次晨取下，每晚 1 次，连用 3~5 次。用于小儿遗尿。

处方3　炮附子 3g，补骨脂 6g，共研细末，另取生姜 2 片捣成泥状，为 1 次量。上药混合拌匀成膏状，填入脐中，外用纱布覆盖，胶布固封。每日 1 次，晚敷晨取，5 次为 1 个疗程，休息 2 天，再进行下一疗程。用于遗尿属虚寒者。

第四章　简方外治小医案

本章外治医案是选取左老师日常临诊时遇到的急症或者小病，予以外治单方、简方治疗取效的病例，根据左老师口述整理而成。虽然不是疑难病症，但有的是患者之急，有的是患者实感痛苦的难缠之病，仍然体现了简便廉验的特点。

一、下颌关节脱臼

1976 年 12 月，我大学毕业分配到临沂市中医医院，报到后回家休假半个月。左邻右舍的婶子大娘听说我回来了都过来玩，正聊天呢，82 岁的大娘突然口齿不清地喊："哎呀，掉了！"大家转头看大娘，见她手托下巴，张着口，我一看是下颌关节脱臼。大家七嘴八舌，"怎么办呢？""去医院吧！"我说："我试试看。"我听过老师讲课，也见过老师下颌关节复位的演示，但自己没有亲手操作过。我心里没数，不管怎样，情况紧急，就医也不方便，得试试。我试着一拉一送，复位成功了，大娘的嘴活动自如了。大家唏嘘惊叹，"没看到怎么治的就好了，太神奇了！"其实下颌关节复位是很简单的事，但是那时从乡村去县城医院可不是一件简单的事。能为大娘解决燃眉之急，我心里很高兴。

按：颞下颌关节脱位是下颌骨的髁状突滑出关节以外，不能自行复位。可以发生在单侧，亦可发生在双侧。临床上常见者为急性关节前脱位和复发性关节前脱位。急性关节脱位如果未得到及时正确治疗，可并发关节盘损伤，关节囊及关节韧带组织松弛，而导致复发性关节脱位。中医认为本病是由于年老体虚，气血不足，肝肾亏损，血不荣筋，致颞颌关节的关节囊与韧带松弛，稳定性变差。故常在打哈欠、大笑、咬嚼较大硬物或呕吐时，翼状肌强烈收缩、牵拉，使口裂开大超过正常生理范围，髁状突滑到颞下颌窝的前方所致。复位后，下颌关节应得到充分休息，以免造成慢性脱位。习惯性颞下颌关节脱位，可采用上述手法整复。但复位后应采用 2 周时间的穴位按摩治疗（每日 1 次）。常用穴位：翳风、下关、听宫、颊车、风池、合谷等。同时配合内服滋补肝肾类药物，如八珍汤、六味地黄丸等。

二、外伤出血

1977 年麦收时节，我有事去麦地找正在收麦的本家大哥，正碰到收麦的小伙子被镰刀割伤右踝部，鲜血直流。大家都很着急，有人建议抓把土撒到伤口止血（这是老百姓常用的止血方法）。我说："不行，我有办法。"随手撸了一把麦田里的小蓟叶（当时小蓟有些老了，叶上的刺有些扎人），揉搓后捂到伤口上按压，十多分钟后血止。又嘱他们找来一些蒲公英，揉搓后覆盖伤口，以防感染。接着我和大家讲："以后遇到这种情况，千万不能用土止血，那样会感染的。"我顺便向他们介绍了随手能采的十几种草药，有止血的，有消炎的，有治感冒的，有治小肠火的，等等。大家说："这么说，咱们这满山遍岭的都是中药吗？"我说："是的，这些野草都能当药用，都是宝贝。"

按：中药外敷疗法是指中药散剂或鲜药调（捣）敷于患处，使药物通过皮肤渗透到病变部位而发挥作用的治疗方法。晋代葛洪《肘后备急方》中记载了用生地黄或瓜蒌根捣烂外敷治伤。本疗法具有用药安全、使用简便、药源广泛、副作用少等特点。左老师就地取材，先后使用小蓟、蒲公英序贯外敷治疗，小蓟凉血止血，祛瘀消肿；蒲公英清热解毒，消肿散结。先止血后消炎，简单而有效。

三、胃脘痛

1980 年深秋，我回乡探亲。清晨时分邻居一青年女性，空腹吃了一块生白薯，之后与他人发生口角冲突而生气，约半小时后出现上腹部疼痛，家人遂呼我前往诊治。见其屈身按腹，在床上疼得翻滚。了解情况后，察其腹部柔软，诊为寒凝气滞。急予施治，双手掌相对急搓，待手掌热后一手捂其脐，一手按其上腹部，按揉约 3 分钟，然后双手自剑突下开始捏提皮肤至脐部，往复 10 余次后，患者连续嗳气 3～4 次，疼痛消失。

按：本例患者因空腹食生冷后生气而发病，寒凝胃肠，气滞于中而形成食积。"寒则气收"，正如《素问·举痛论》所说："寒气入经而稽迟，泣而不行，客于脉外则血少，客于脉中则气不通，故卒然而痛。"治以熨、揉、捏三手法。温熨使患处皮肤受热或借助热力逼药气进入体内，起到舒筋活络、行血消瘀、散寒祛湿、缓和疼痛等作用。揉腹可增加腹肌和肠道平滑肌的血流量，增加胃肠内壁肌肉的张力及淋巴系统功能，从而加强对食物的消化吸收，明显改善大小肠的蠕动功能。

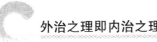

捏法俗称"翻皮肤",因治疗积滞有显效,而称之为"捏积疗法",具有调和阴阳、增补元气、健脾和胃、疏通经络、行气活血的作用。左老师治疗本患者,未用一针一草,一病三法共用,使寒散积消气行,急剧胃脘疼痛顷刻消除,法简而效捷。

四、呃逆

1985年某天,正值门诊,适时来一患者候诊,其呃声连连,声音洪亮,引起许多患者回头观望。察其脉洪数,舌质红,苔黄厚。询其病情,素嗜烟酒,此次与他人吵架生气后出现呃逆,3天未停,苦不堪言。外治法:用一棉签刺激鼻腔,使其连续喷嚏后呃逆止。内服方:黄芩12g,黄连8g,竹茹10g,陈皮12g,茵陈15g,葛根15g。取5剂,每日1剂,水煎服。半月后复诊,自述呃逆未再复发,察其脉弦,舌苔白稍厚。嘱其戒烟少酒。

按:本病取喷嚏法,用鼻子闻刺激性的气体或者粉末、绒毛状的物质,来刺激打喷嚏,这样可以止住呃逆,俗称打嗝。喷嚏法属鼻疗范畴,清代吴尚先所著《理瀹骈文》云:"嚏法,开也,在上在表者也,可以宣发阴阳之气也""嚏法,达之、发之、泄之,可以解木、火、金之郁""嚏可以散表……嚏亦可和里。"外感病得嚏,是阳气奋起抗邪,驱邪外出,是自卫的反应,甚至可不药而愈;内伤病得嚏,则是阳气来复,得以宣布,病有转机而向愈之势。呃逆止,左老师转而求其本,根据其湿热蕴结之病机,予中药和胃清利湿热,病情未再复发,且嘱其戒烟少酒以善其后。从以上病例可见左老师足智多法,治病求本之一端。

五、阵发性心动过速

1985年的一天,老家来了一位青年女性患者,自述病史说是昨天晚上差点过去,就是要死的感觉,持续一个多小时才慢慢缓解,赶紧来医院检查一下。根据她说的情况,我觉得应该是心动过速,准备给她做个心电图,正在开申请单,听她疾呼"又来了"。我急忙听诊,心率在150次/分以上。见她非常痛苦,嘱其深呼吸、屏气,接着找来压舌板刺激其悬雍垂,使之产生呕恶,心慌遂停止。患者长舒一口气说:"又活过来了。"检查后诊为阵发性室上速。嘱以后再犯可以再用这种方法中止。用这种方法维持了两年多,后再随访,去北京做了手术。

按:此病属于中医学心悸、怔忡范畴,基本证候特点是发作性心慌不安,心跳剧烈,不能自主,或一过性、阵发性,或持续时间较长,或一日数次发作,或数日发作一次。常兼见胸闷气短、神疲乏力、头晕喘促,甚至不能平卧,出现晕厥。常用兴奋迷走神经的方法，如压迫眼球、按压颈动脉窦、用压舌板刺激悬雍垂以诱发恶心呕吐、深吸气后屏气再用力呼出等。以上手段无效者可根据情况选用维拉帕米、洋地黄、β受体阻滞剂、奎尼丁等。中医辨证论治效果良好。紧急情况下，左老师利用现有条件，让患者深吸气后屏气再用力呼出，用压舌板刺激其悬雍垂、兴奋迷走神经方法，使症状得以缓解，待症状缓解后再行心电图检查以明确诊断，充分体现了中医急则治其标原则。

六、手麻

2005年回乡探亲，邻居一嫂子找我看病，诉说双手麻木，晨起手指自觉粗胀，不痛。曾去县医院就诊，也没查出什么病，开了2盒天麻丸，吃完后也没感觉有疗效。察看双手皮色、皮温正常，关节未见肿胀，舌脉正常。适时我看到屋檐下墙壁上挂着一小捆艾草、一串辣椒。于是我就开了一个方子，全艾草一把切段，辣椒把10个，自备紫苏全草一大把切段，穿山龙一大把，水煎10分钟左右，取汁泡手，每次泡半小时以上，每日2次。次日再换1剂。再次回家是半年后，嫂子告知手麻好了。问处方用了多长时间，说有2个月，反正也不花钱，处方里的草药岭上多得是，下地干活顺手捎来。并且说才知道咱们岭上还有这么多好东西。

按：手部疾患，熏洗疗法使用方便，药物直达病所，力专效捷。熏洗疗法，是利用药物煎汤趁热在皮肤或患处进行熏蒸、淋洗的治疗方法，促使腠理疏通、脉络调和、气血流畅，从而达到预防和治疗疾病的目的。《内经》中有"其有邪者，渍形以为汗"的记载，阐述了泡洗熏法的理论依据。患者皮色、皮温正常，关节未见肿胀，知其非热证，病变未及筋骨，病邪轻浅。综合所见，考虑农民长期在田间劳作，风寒湿邪侵袭腠理肌肉，影响气血运行，发为双手麻木、肿胀。治以艾叶、辣椒把辛热散寒；紫苏走表祛风；穿山龙祛风除湿，活血通络。全方共奏祛风散寒除湿、活血通络之效，就地取材，充分体现中医简便廉验的特点，方小而效宏。

七、麦粒肿（针眼）

某日，回乡探亲，邻居带着8岁小男孩来让我给看看眼，说："长眼疖子，有办法吗？"见其右眼下睑红肿，察看后判定是麦粒肿。我随身带着消毒针盒，取75%乙醇棉球消毒右耳郭上侧，用三棱针直刺耳尖穴，挤出2滴血，次日再来家里，见其右眼下睑红肿已消失，眼疖子萎缩。

按：用三棱针刺破人体的一定部位，放出少量血液，达到治疗疾病目的的方法，叫作三棱针法。古人称之为"刺血络"或"刺络"，现代称为"放血疗法"。三棱针，古称"锋针"，《灵枢·九针论》谈到锋针主要用于"泻热出血"；《灵枢·九针十二原》提出了"宛陈则除之，去血脉也"的治疗原则。三棱针放血疗法具有通经活络、开窍泻热、消肿止痛等作用。其适应范围较为广泛，凡各种实证、热证、瘀血疼痛等均可应用。麦粒肿即现代医学睑腺组织的化脓性炎症，治疗方法有外敷、内服、手术三种。从中医来讲，主要是由于热毒内蕴、湿热困脾导致的热毒不得外达而引起。麦粒肿的中医治疗主要有针刺阳陵泉、肝俞、商阳、二间等，中药汤剂，外用中药油膏等方式。通过三棱针直刺耳尖穴放血治疗麦粒肿，乃左老师独辟蹊径，仅治疗一次即取得意想不到的效果。

八、阴部寒凉

左某，男，57岁，2002年初诊。自觉前后阴及臀部凉甚1年余。患者自述前后阴及臀部凉甚，苦不堪言。在家坐板凳需垫一棉垫，在外面不便，常将手垫在臀部下面，否则自觉前后阴及臀部凉甚不能忍受，不痛不痒。曾多方求医，医生都说没有客观指标检查，也查不出什么病。诊其脉弦，舌质淡红，苔薄白。感其求医心切，遂处方：①白胡椒7粒，连须葱一段，共捣成膏，敷脐，纱布覆盖，胶布固定，晚敷晨取，5天为1个疗程，休息2天再继续下一疗程。②桂枝30g，麻黄30g，细辛6g，白芷20g，艾叶20g，丁香6g。共研粗末，放置于纱布中间（上下各3层），制成宽10cm、长25cm的布带，固定于内裤上，每个布垫用7天，之后更换新布垫。复诊时自述应用上述疗法1个疗程后症状减轻，连续应用40余天后症状消失。

按：左老师治疗本患者通过脐疗和中药外敷联合疗法而取效，构思巧妙，使困扰患者1年多的自觉前后阴及臀部凉甚之痼疾犹如冬春交替，阳光普照，冰雪消融。《内经》有云："寒者热之"，本病为局部症状，故以辛热温散之品制药垫外敷，使药物直接作用于患部，持久发挥其温热驱寒作用；同时胡椒、连须葱共捣敷贴脐部。脐部穴位为神阙穴，《厘正按摩要术》曰："脐通五脏，真气往来之门也，故曰神阙。"施治药物于患者脐部，可激发经络之气，疏通气血，驱其内寒。

九、口腔溃疡

枯矾、青黛、大黄、海螵蛸各等份，共研细末备用，用时以棉签蘸药粉撒于患处，每日2~3次，能清热解毒、消肿止痛。用该方治疗口腔溃疡1000余例，短则 2～3 天，长则 5 天治愈。

王某，男，32 岁，2007 年 8 月初诊。患者反复口腔溃疡 2 年，加重 1 周。患者 2 年前大量饮酒后出现口腔溃疡，1 周后自愈，未予重视，后患者每 1～2 个月发作 1 次口腔溃疡，每年发作 10 次左右。于多处就诊，考虑复发性口腔溃疡，应用外用药、口服中西药治疗，症状可消失，但仍反复发作。1 周前，患者再次出现口腔溃疡，经人介绍来诊。查体：体型肥胖，焦虑状态。口腔下唇黏膜、右侧颊黏膜可见 3 处圆形溃疡，小米粒大小。舌红，苔黄腻，脉滑数。遂给予枯矾、青黛、大黄、海螵蛸各 15g，共研细末，用时以棉签蘸药粉撒于患处，每日 3 次，3 天后溃疡消失。为防止复发，后续给予中药内服方（以清热解毒、利湿化浊为治），水煎服，每日 1 剂，共治疗 3 个月。随访 1 年，未再复发。

按：口腔溃疡，一般称之为"口腔上火"或"口疮"，是一种以周期性反复发作为特点的口腔黏膜局限性溃疡损伤，可自愈，可发生在口腔黏膜的任何部位，以口腔的唇、颊、软腭或齿龈等处的黏膜多见，出现单个或者多个大小不等的圆形或椭圆形溃疡，表面覆盖灰白或黄色假膜，中央凹陷，边界清楚，周围黏膜红而微肿，溃疡局部灼痛明显，具有周期性、复发性、自限性的特征。中医认为外感湿热，或内伤热郁，积于胃脘，损于口舌，引起口腔、舌面、口颊生疮，溃疡疼痛。《素问·至真要大论》云："火气内发，上为口糜。"《诸病源候论·唇口病诸候》："手少阴，心之经也，心气通于舌；足太阴，脾之经也，脾气通于口。腑脏热盛，热乘心脾，气冲于口与舌，故令口舌生疮也。""散者散也，去急病用之。"因散剂具有易分散、奏效快的特点，特别适合溃疡病的治疗。左老师组方中青黛清热泻火、凉血解毒，枯矾燥湿解毒，海螵蛸收湿敛疮，大黄清湿热解毒，釜底抽薪。全方共奏清热解毒、消肿止痛之功，用治口腔溃疡，疗效确切。

十、踝关节扭伤

1980 年的某一天，有一亲戚来家里串门，吃完晚饭准备去附近旅馆住宿，我送他出门，我住在三楼，送至二楼突然停电，我嘱咐他慢点走，自己摸着黑往回走，突然崴脚，回屋后马上用一盆凉水冷敷了 40 分钟，然后休息。第二天亲戚拄着棍子一瘸一拐地来了，问其原因，昨晚走到一楼的时候崴脚了，到旅馆后马上用热水热敷了 1 小时，今晨脚肿痛难忍，并且大片皮下淤血。我和他一样的情况，但未肿未青，疼痛很轻。那时候，老百姓对未破皮的创伤多采用热敷。同样的情况，处理不当，效果悬殊。

按：在踝关节扭伤急性期可以立即予以冰敷，冰敷的目的就是减少毛细血管扩张出血，减轻局部肿胀。如果是单纯的踝关节扭伤，24小时之后予以热敷，热敷的目的是加强静脉回流，减轻肿胀，并尽量以休息为主，少下床行走，这样可以帮助踝关节扭伤快速恢复。

十一、尺桡骨骨折

1981年深秋回老家，家中6岁的小外甥顽皮，爬树从树杈上往下跳，摔伤手臂，当时她怕大人责骂，未敢声张，蜷曲在床上默默流泪，他哥哥（8岁）看到后急忙找到我说："姨，小燕胳膊弯了，我爸妈在地里干活还没回来。"我急忙去察看，见左前臂腕关节以上弯曲，马上想到这是骨折，表皮完好，是青枝骨折。由于离医院太远，大人不在家，我转了几圈，找了几块硬纸板，慢慢地捋捏，将前臂捋直后用纸板固定，然后准备送医院。那时候，从沂南去临沂的公共汽车每天只有两三趟，下午五点早就没车了。村里只有一家有一辆拖拉机，算是比较好的交通工具了。村里乡亲们格外热情，一家有事，大家帮忙，讨论后认为应该用拖拉机送至临沂。司机二话没说，开着拖拉机拉着孩子及孩子父母，我也跟车一同往临沂赶，从村头到临沂也就70多千米，走了近4个小时，时速比自行车快不了多少，到医院已经是深夜。第二天拍片提示尺桡骨骨折，对位对线好，骨科大夫称赞我当时处理得很好，改用小夹板固定至痊愈。

按：左老师在当时紧急情况下判断准确，措施果断及时，采取手法复位加硬纸板外固定治疗，后来拍片也提示对位对线良好。此措施能减轻疼痛，避免进一步损伤和手术治疗。后期采取石膏或夹板固定，4～6周骨痂生成后即可拆除外固定，进而进行功能锻炼，即可恢复。

十二、遗尿

例1　1998年，一位朋友说他女儿15岁了，每天晚上都尿床，让我给治治。当时一直在用《山东中医杂志》1996年第8期"验方集锦"栏目刊登的一个小方子：桂枝研末，以藿香正气水调湿成团填脐，晚填晨取。我给他开了这两种药，教他用法。20天后他来告知，说你那小方子太管用了，用上当晚就没尿床，之后每晚都用，一直没再尿床。

例2　亲戚一小男孩，11岁，一直尿床，我用桂枝末、藿香正气水调湿填脐效果欠佳。察舌苔稍厚淡黄，脉有滑象。再问病史，家长说小孩经常做梦惊醒，有时候梦游。改方：取桂枝、莲子心按 2∶1 量，研细粉，用温开水调湿敷脐，每晚敷上，次晨取下。同时处方：竹茹 6g，黄芩 8g，黄连 3g，陈皮 6g，龙骨 12g，牡蛎 12g，桑螵蛸 5g，石菖蒲 6g。7 剂，水煎服，每日 1 剂。再诊时说近两天未再尿床，并且惊梦及梦游情况减少。继用上方 10 剂，脐疗继用。治愈。

按：藿香正气水辅料为乙醇，是很好的溶媒辅料，同时能理气化湿、解表和中；桂枝辛、甘、温，入肺、心、膀胱经，能发汗解肌、温通经脉、助阳化气。桂枝末、藿香正气水调湿混合填脐后，针对例 1 小孩遗尿阳气不足之病机，可温阳化气利水，故能取效。例 2 中用上述经验方疗效欠佳，左老师经仔细询问病史后，确定其病机为肾阳虚不能化气行水，酿湿化痰成热，痰热扰心，心肾不交。故仿交泰丸之意，用桂枝、莲子心交通心肾，水火既济。同时服用汤剂，温阳缩尿，清热化痰，清上温下。在治疗遗尿的同时惊梦及梦游亦同时治愈，标本兼顾。两例同为遗尿，病机不同，治法亦异，体现了左老师辨证论治思想，不唯经验。

十三、泄泻

王某，女，62 岁。大便每日 2~3 次，甚时每日 3~4 次，已 10 余年。进食后必便，大便不成形，偶有便前腹痛，纳凉饮冷后大便次数增多，曾服中药治疗也有效，但不稳定，未再坚持。脉细缓，舌淡红，苔薄白。处方：①白芷、桂枝、艾叶以 3∶3∶2 的比例取药，共研碎，缝制肚兜用。②白胡椒、肉豆蔻、补骨脂按 1∶1∶2 比例，共研细末备用。用时取药末适量，温水调湿成团填脐，晚敷晨取，敷 3 天停 1 天。半月后大便次数减少，继用 40 余天后，大便每日 1 次，成形。停敷脐，继用肚兜，完全康复。

按：患者素体脾虚，又值年老体衰，食后必便，大便不成形，便前腹痛，纳凉饮冷便次增多，辨证为脾肾阳虚。左老师以白芷、桂枝、艾叶共研碎，缝制肚兜用，以健运脾阳止泻，以白胡椒、肉豆蔻、补骨脂共研末，温水调湿成团填脐，以温补肾阳止泻，脾肾双补，健脾温肾，固本止泻，故 10 余年痼疾月余而效。中医自古就有衣冠疗法，香囊亦由此演变而来。中药肚兜是中药和肚兜的完美结合，它传承几千年来传统中医内病外治的理论，让患者在穿戴中药肚兜的过程中轻松达到防病治病的目的。

十四、湿疹

刘某，女，47 岁。双前臂皮疹 1 月余，瘙痒甚，抓挠甚时流滋黏水，皮肤渐渐变厚、粗糙，自行用盐水洗、艾叶水煎洗均未效。诊见双前臂皮肤厚硬粗糙，有破损抓痕，舌苔白厚腻，脉缓。处方：防风15g，荆芥15g，绵萆薢15g，蛇蜕6g，蝉蜕10g，地肤子30g，蛇床子30g，土茯苓30g，白蒺藜15g，泽兰15g。水煎外洗，每日1剂，早、晚各1次。1周后皮疹全部消退，瘙痒消失。

按：湿疹，中医称为湿疮、浸淫疮等，认为多由先天禀赋不足，后天失养，或饮食不节，伤及脾胃，或久卧湿地，淋雨涉水，使脾为湿困，水湿停滞，浸淫肌肤而发病。《备急千金要方》卷二十二描述此病症候云："浅搔之，蔓延不止。瘙痒者，初如疥，搔之转生汁，相连者是也。"慢性者皮肤肥厚，表面有结痂及鳞屑，皮损周围散发丘疹、水疱，常呈"卫星状"，自觉瘙痒剧烈，反复发作，不易治愈。左老师治以清热利湿、祛风止痒，水煎外洗，直达患部，取效甚捷。

十五、冻疮

邻居家小女孩每年都冻手脚，冬天刚至，双手脚就冻肿，尤其是双手，手背结节连成片，我嘱其母亲留茄根、辣椒把备用。处方：①桂枝30g，红花30g，白胡椒10g，用高度白酒浸泡备用，入冬天气不太冷时即可应用。将以上药酒用棉棒蘸药酒涂抹手足，然后慢慢搓揉，使手足发热，每天2～3次。②茄根一大把切段，辣椒把15个，艾叶一把。水煎取汁，每天晚上泡手脚，擦干后再用上药酒涂抹手足。这样认真地用，那年冻疮竟然没起。

按：冻疮是冬季最常见的皮肤病，中医认为系阳气不达，复感寒冷侵袭，气血运行不畅，经脉阻隔，气血凝滞肌肤，手背、足背、耳郭、面颊等部位出现红肿发凉、瘙痒疼痛，甚至皮肤紫暗、溃烂。茄根治冻疮是民间偏方，《开宝本草》云其"主冻疮，可煮作汤渍之良"。辣椒，《百草镜》载："洗冻疮，浴冷疥，泻大肠经寒癖。"两药都是常用治疗冻疮之品，左老师临床上两者相伍，散寒作用明显，用于冻疮的外治。酒为百药之长，《素问》中有"上古圣人作汤液醪醴""邪气时至，服之万全"的论述，中药的各种有效成分易溶于其中，药借酒力，酒助药势，而充分发挥其效力，温经散寒之疗效大为提高。

十六、牙痛

儿子小时候，对牙齿保护不重视，一口龋齿，牙痛是家常便饭，有时到口腔科处理一下。久而久之也不当回事，有时晚上疼得哭，这时就取几粒花椒咬着，一会就不痛了，也就应付过去一次。时间长了，一牙痛他自己就找几粒花椒咬着。那些年，花椒就成了治牙痛的常用药了，一直到把坏牙处理了才算是不用了。

按：花椒，味辛性温，归脾、胃、肾经。《神农本草经》载："主邪气咳逆，温中，逐骨节皮肤死肌，寒湿痹痛，下气。"能温中散寒，除湿止痛，杀虫，解鱼腥毒。治积食停饮，心腹冷痛，呕吐，噫呃，咳嗽气逆，风寒湿痹，泄泻，痢疾，疝痛，齿痛，蛔虫病，蛲虫病，阴痒，疮疥。左老师用于冷热刺激引起的龋齿痛，取花椒几粒，放置龋齿上，咬紧牙，少顷即止痛。可缓一时之急，且为家中常备，方便易得。

十七、手指溃疡

1989 年，有一亲戚因右手中指溃破前来就诊，追问病史：双手遇冷后发白、发凉、发紫 5 ~ 6 年，逐渐加重，一直未经系统治疗，并有口干、眼干。经系统检查后确诊为"干燥综合征、雷诺现象"。手指长期缺血而溃疡，右手中指末节已经脱落。处方：红花 15g，川芎 15g，海螵蛸 30g，桂枝 30g。水煎 20 分钟，取汁浸泡双手，每次半小时，每日 2 次。再次使用，原液再煮开 5 分钟。次日更换 1 剂。复诊：创面逐渐好转，至 1 个月后全部愈合。

按：结缔组织病大都可伴发雷诺现象，如硬皮病、混合性结缔组织病、系统性红斑狼疮、类风湿关节炎、皮肌炎和干燥综合征等。这些疾病的血管病变在早期以痉挛为主，反复发作后则引起动脉壁炎症，进而出现血栓形成和管腔闭塞，最终导致组织坏死和溃疡。《灵枢·痈疽》云："热盛则腐肉，肉腐则为脓。"《外科正宗》云："脓出方自腐脱，腐脱方自肌生，肌生方自收敛，收敛方自疮平。"《医学衷中参西录》云："因气血虚者，其经络多瘀滞"，确立了益气化瘀治疗原则。左老师方以桂枝温阳化气，红花、川芎活血化瘀，海螵蛸燥湿生肌。全方针对溃疡病机，采用药液浸泡给药途径，直达病所，故用之临床甚效。

十八、脚气

处方：苍术 30g，白鲜皮 20g，地肤子 20g，苦参 20g，土荆皮 20g，土茯苓 20g，醋 1500mL。上 6 味加醋浸泡 1 周，去渣取汁泡脚，每日 2 次，每次半小时左右，连用 5 ~ 7 天即愈。用于脚气痒甚，起水疱，脚臭，脚跟皮厚皲裂。本方自 1997 年开始应用，已治愈上千例脚气患者，屡用屡效，若有复发再用仍有效。

按：脚气（足癣）是发生于足跖部、趾间皮肤的皮肤癣菌感染，有时可延及足跟和足背。与中医所称的臭田螺、田螺疱相类似。《医宗金鉴·外科心法》记载："此证由胃经湿热下注而生，脚丫破烂，其患甚小，其痒搓之不能解，必搓至皮烂，津腥臭小觉疼时，其痒方止，次日仍痒，经年不愈，极其缠绵。"其病因病机为脾运失职，水湿内停，内湿蕴久而化热，湿热下注，感染外邪所致。左老师根据本病的病因病机，确定以清热解毒燥湿、祛风杀虫止痒为治疗法则。方中以苍术、苦参、土茯苓清热解毒燥湿，白鲜皮、地肤子、土荆皮祛风杀虫止痒。诸药合用，有清热解毒、燥湿杀虫、收敛止痒之功。对急慢性足癣疗效满意，且药源丰富，价廉实用，值得推广应用。

十九、腹痛

1998年夏天，有一位60多岁的女性患者，因3～4天未解大便，阵发性腹痛越来越重就诊。追问病史，自述3～4天前吃甜瓜很多，约20斤左右，饭吃得不多。近两天出现腹痛，已有3～4天未解大便，有便意，偶有矢气，腹痛越来越甚。本村医生曾用肥皂水灌肠无效，诊为不完全肠梗阻，予保守治疗。脉弦滑，舌质红，苔厚淡黄。处方：厚朴15g，大黄15g，枳实12g，芒硝30g（化）。急煎2次，取汁400mL，200mL缓慢灌肠，200mL口服，嘱回家服200mL香油。诉用药后约2小时，排出瓜种便（粪便很少，多是瓜种和水）一痰盂，约2000mL，腹痛消失。

按：大承气汤，主治阳明腑实证，大便不通，频转矢气，脘腹痞满，腹痛拒按，按之则硬，甚或潮热谵语，手足濈然汗出，舌苔黄燥起刺，或焦黑燥裂，脉沉实；热结旁流证，下利清谷，色纯青，其气臭秽，脐腹疼痛，按之坚硬有块，口舌干燥，脉滑实；里热实证之热厥、痉病或发狂等。中药灌肠又称肛肠纳药法，是在中医理论指导下选配中药煎煮并将药液自肛门灌入，保留在直肠、结肠内，通过肠黏膜吸收治疗疾病的一种方法。《伤寒论》记载："大猪胆汁一枚，泻汁，和少许法醋，以灌谷道内，如一食顷，当大便出宿食恶物，甚效。"开创了中药肠道给药的先河。肠梗阻，中医称之为肠结病。左老师使用大承气汤灌肠加口服方法，双管齐下，通其腑气，泻其积滞，辅以口服香油，能润肠通便，使不能消化、积滞多天的瓜种排出体内，腹痛迎刃而解。

二十、跟骨刺

1999年12月回家探亲，老家患者前来就诊。某男，47岁，自述脚后跟痛半年，并逐渐加重，休息后再行走时不能触地，走一会反而减轻，曾去县医院拍片后诊为"跟骨刺"，取药服用效果不大。处方：①透骨草、伸筋草、红花、艾叶、苏木各 30g，白蒺藜、花椒、生川乌各 15g。上药加清水 2000mL 浸泡半小时，水煎 20 分钟取汁，连续煎 2 次，两次药液合兑，泡脚半小时以上，每日 1 次。②细辛 10g，白芷 30g，天南星 10g，川芎 20g，乳香 20g，没药 20g，血竭 5g，或按 2∶6∶2∶6∶4∶4∶1 比例，上药共研细末备用。以薄海绵缝制鞋垫，取 10cm×6cm 薄海绵，将药粉适量撒至海绵上，上下覆盖薄棉布，缝制固定，做成一半截鞋垫，铺至足后跟下，5~7 日换一次。取药粉用白醋调成膏，敷足跟底，外用膏药固定，次日泡脚时取下。以上方法，每 7 天为 1 个疗程，休息 2 天，再进行下一疗程。半年后随访，用以上方法不足 2 个月，足后跟不痛了，即停止应用，未再拍片。

　　按：骨刺属中医"痹证"范畴，亦称"骨痹"。中医认为本病与外伤、劳损、瘀血阻络、感受风寒湿邪、痰湿内阻、肝肾亏虚、骨质增生病因等有关。足跟骨刺的形成多与足跟长时间负重和磨损有关，当足跟关节出现磨损、破坏后，人体自身会进行自我修复——硬化与增生，从而形成足跟骨刺。骨刺即为骨质增生，骨质增生目前临床还没有特效的治疗方法，一般以保守治疗为主，通过药物内服、外用，配合物理疗法，控制病情发展。贴敷疗法历史悠久，晋朝葛洪《肘后备急方》中首次记载了用生地黄或瓜蒌根捣烂外敷治伤，用软膏剂贴敷疗金疮。左老师把贴敷疗法与日常生活用品结合起来，创制药物鞋垫，亦为本病治疗之一大特色。本病左老师辨证为肝肾亏虚、痰瘀痹阻，论治组方，药物煎煮泡脚，制成药末鞋垫，药膏外敷，多种途径交替，直接患部给药，温经散寒湿，活血祛痰瘀，治疗不足 2 个月而取效，实属难得。

第五章　常见病症内外合治经验

一、感冒

感冒是感受时令之邪或非时令之气引起的，初起以鼻塞流涕、喷嚏、咳嗽、恶寒发热、头痛等为主要表现的常见外感疾病。该病一年四季均可发生，但以冬、春季节为多。人体各自禀赋不同，感受外邪不同，临床症状有异，所以治疗方法也就不同。

左老师认为，感受外邪后，不管是寒邪还是热邪，患者所见症状不外乎两组，一是全身症状：即发热恶寒，头身疼痛；二是呼吸道症状：鼻塞，咽痛，咳嗽。结合舌苔、脉象辨寒热。发热恶寒程度孰轻孰重是鉴别寒证还是热证的重要指标。由于当今气候、环境的变化和误治滥治等原因，临床所见的感冒热证多于寒证。

（一）内治

针对病因病机特点，治疗大法为解表祛邪、宣肺止咳。常用药：辛温药如荆芥、紫苏叶、羌活等；辛凉药如金银花、连翘、柴胡等；宣肺止咳药如桔梗、杏仁、白前、前胡等。常用方取经方之意之法，不一定全方套用。多以小柴胡汤、银翘散、桑菊饮合用，辨证加减，或以某方为主。辛温药少用但必用，尤其是紫苏叶、荆芥，方中必选其一，据寒热轻重斟酌用量。辛温药的应用主要取其发散之意，表邪需发散而驱之，热需发散而解之，所以辛凉剂中必有辛温药。

经验方：金银花 20~30g，连翘 15g，柴胡 12~15g，荆芥 12~20g，紫苏叶 6~12g，桔梗 12~15g，杏仁 10~12g，前胡 10~12g。临证酌情加减。

加减思路：发热，重用石膏 30~60g，柴胡 15~20g；咳嗽甚者，加白前 12g，百部 12g；咽痛甚者，加牛蒡子 12g，薄荷 10g；头身痛重，用羌活 12g。羌活辛苦温，入膀胱、肾经，散寒解表，祛风胜湿止痛，其辛散之力强，偏于上，善治头项、上肢关节痛，尤其能解太阳经之邪，适合后头痛下连项背。或根据头痛部位选用，如前额及眉棱骨处痛者加白芷，头痛在颞部者加柴胡，头痛在枕部者加细辛，头痛在巅顶者加藁本。咳嗽偏热者用黄芩、鱼腥草。

抓住病机特点，辨明病位主次，针对寒热轻重，掌握药物特性，则组方自如，有的放矢。此即左老师治疗感冒经验，可以说感冒"一方概治之"。

（二）外治

1. 吸雾　用辛温或辛凉的解表方剂煎汁，趁热装入保温瓶（杯）中，以适当距离用鼻吸入蒸气。瓶口可盖一纱布，避免热蒸气灼伤。用以上方剂，应用吸雾器吸雾，尤其适用于小儿。

2. 淡盐水漱口　用淡盐水漱口润喉 3~5 次，能有效预防感冒。

3. 足浴

方法 1：取双足可耐受的热水，置盆、桶中，水量没至踝关节，保持水温，泡脚约半小时，至微汗，发热即可逐渐趋于正常。此法尤宜治疗小儿上呼吸道感染发热者。可使周围血管扩张，加强汗腺散热功能。

方法 2：取紫苏叶 30~50g，加水约 2000mL，大火煎煮沸 5~6 分钟，水温能耐受后足浴。此法适用于感冒初期鼻塞流清涕。

4. 热敷　取大号热水袋 1 只，装入 1/3~3/4 热水（80℃左右）。患者俯卧，将热水袋横置于下腰部，热水袋与皮肤间可间隔数层衣服或毛巾，盖上被子，15 分钟后依次向上移至腰背部、胸背部各 15 分钟，其他酸痛部位，每处 5 分钟。就寝时治疗更好。此法适用于风寒感冒。

5. 直肠给药　用内服中药汤剂直肠给药，适用于小儿及口服药物困难者。在中药外治中，经直肠给药使用较多。

（三）临证方案组合

1. 轻症　感冒初起，病情较轻，有鼻塞流涕、喷嚏等症状者，以外治为主，可选用上述足浴法。

2. 重症　感冒若不及时治疗，会出现全身症状，身痛、咽痛、头痛、咳嗽、发热等，此时应内治、外治相结合。方药主要根据患者症状进行选择，风寒感冒者，治以辛温解表，方选荆防达表汤加减；风热感冒者，治以辛凉解表，方选桑菊饮加减；暑湿外感者，治以清暑祛湿解表，方选香薷饮加减。有夹杂证和并发症者应当适当兼顾。原有宿疾，再加新感，应根据主次标本，适当兼顾。外治法选择足浴、吸雾、热敷，方药的选择同内治。

3. 小儿感冒　因小儿服药困难，以外治法为主。可选用以下方法。

（1）足浴法：①外感风寒者，取紫苏叶 30~50g，加水约 2000mL，大火煎煮

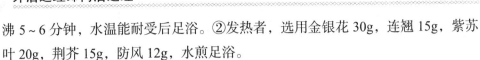

沸 5~6 分钟，水温能耐受后足浴。②发热者，选用金银花 30g，连翘 15g，紫苏叶 20g，荆芥 15g，防风 12g，水煎足浴。

（2）灌肠法：根据小儿的临床表现，辨证选方。

（四）典型病案

袁某，男，35 岁，2019 年 1 月 7 日就诊。主诉：恶寒发热、身痛 1 天。患者 1 天前受凉后出现恶寒发热，测体温最高 38.2℃，伴周身疼痛、头痛，汗出不明显，咳嗽咳痰，咳痰色白，咽痒，口干不欲饮，舌苔白滑，脉浮。自行服用感冒颗粒（具体不详），效果差。患者自发病以来，纳眠可，二便调。查体：面色尚润，气息均匀，舌淡苔薄白，脉浮。咽无充血，双侧扁桃体无肿大。听诊双肺呼吸音清，未闻及干湿性啰音。辅助检查：血常规、血沉正常。中医诊断：感冒。证候诊断：风寒袭表。西医诊断：上呼吸道感染。治法：辛温解表。内服方：荆芥 15g，防风 12g，羌活 9g，独活 9g，薄荷 12g，杏仁 9g，前胡 9g，桔梗 9g，半夏 6g，陈皮 12g，甘草 6g。2 剂，水煎服，每日 1 剂，早、晚饭后温服。外治方：紫苏叶 30~50g。加水约 2000mL，大火煮沸 5~6 分钟，水温能耐受后足浴。

1 月 9 日二诊：患者服用 2 剂后，恶寒发热消失，头身疼痛好转，脉象平稳，但仍咳嗽。去方中荆芥、防风、羌活、独活、薄荷，加入川贝母，服用 3 剂后痊愈。

按：该例患者发病时间短，一发病便来就诊，根据临床表现，辨证属风寒外袭，导致卫阳被遏、腠理闭塞、肺气不宣而发病。治以辛温解表，方中荆芥、防风、羌活、独活解表散寒，薄荷疏表解肌，杏仁、前胡、桔梗、甘草宣肺止咳。同时配合应用足浴法以加强解表散寒之功。二诊加川贝母增强止咳化痰之力。全方切中病机，效果明显。

二、咳嗽

咳嗽是由六淫外邪侵袭肺系，脏腑功能失调，伤及肺，肺气失之宣肃而成，临床以咳嗽、咳痰为主要表现，或伴有局部或全身症状。历代医家将有声无痰称为咳，有痰无声称为嗽，有痰有声称为咳嗽。临床上多痰声并见，很难截然分开，所以一般统称为咳嗽。相当于西医的急慢性支气管炎、支气管扩张、肺炎、支气管哮喘等疾病。

咳嗽分外感和内伤，外感引起的咳嗽，咳痰，大多伴有发热、头痛、恶寒等，起病较急，病程较短；内伤所致咳嗽，一般无外感症状，起病慢，病程长，常伴有脏腑功能失调的证候。

（一）内治

1. 外感咳嗽 外感咳嗽经验方：白前 10～15g，百部 10～15g，桔梗 10～15g，杏仁 10g，荆芥 12～15g，橘红 12～15g，前胡 10～15g。

若咳嗽声重，痰白稀薄，鼻塞流涕，舌苔薄白，脉浮或浮紧，为风寒犯肺，加麻黄、紫菀、苏叶。若咳嗽频剧，气粗，咳痰不爽，鼻流黄涕，舌苔薄黄，脉浮数或浮滑，为风热犯肺，加桑叶、菊花、芦根、连翘。若喉痒干咳，咽喉干痛，无痰或痰少，伴鼻塞、头痛、微恶寒、身热等，为风燥伤肺，加桑叶、蝉蜕、黄芩。

2. 内伤咳嗽 内伤咳嗽经验方：百部 10～15g，桔梗 10～15g，橘红 10～15g，茯苓 10～15g，白芥子 10g，黄芩 10～15g，桑白皮 10～15g，瓜蒌 10～15g，贝母 5g。

若咳嗽反复发作，咳声重浊，痰多，痰黏腻，常伴脘闷，食少，腹胀，为痰湿蕴肺，加紫苏子、莱菔子、苍术、紫菀、白术。若咳嗽气粗，痰多质黏厚，咯吐不爽，胸胁胀满，舌苔薄黄腻，脉滑数，为痰热郁肺，加黄芩、桑白皮、茯苓、连翘、杏仁、鱼腥草。若咳逆阵作，咳时面赤，咽干口苦，舌苔薄黄少津，脉弦数，为肝火犯肺，加海蛤壳、柴胡、薄荷。若干咳，咳声短促，气短，自汗，为肺气阴虚，加沙参、麦冬、玉竹、五味子、百合。

（二）外治

1. 敷熨

方法 1：选用不同型号的热水袋，内装热水（80℃左右），用毛巾包裹后，放在患者背部热敷。每日 2 次，每次 20 分钟，持续 3～5 天。热敷时多喝温开水，有助于痰液稀释排出。适用于上呼吸道感染、气管炎、局灶性肺炎等引起的咳嗽。

方法 2：取内服药渣，布包趁热敷患者背部，凉后再加热使用。

2. 穴位贴敷

方法 1：杏仁 10g，白芥子 2g。将 2 味药捣烂，生姜汁调成糊状，置敷贴中心，每晚用热水浸足后贴敷双足涌泉穴，每晚贴敷，每次贴敷 30～60 分钟，连贴 3～5 次。

方法 2：白芥子 50g。将白芥子研为细末，熟醋调揉成一元硬币大小药饼，敷贴背部双侧肺俞穴（第 3 胸椎棘突下旁开 1.5 寸），用胶布固定，每次贴敷 30～45 分钟。若局部灼热感明显，提前取下。若局部起小疱，不要刺破，让其自行吸收。

3. 足浴

方法 1：鱼腥草 60g，蒲公英 30g，麻黄 30g，百部 30g。加清水 2000mL 浸泡 5～10 分钟后，水煎取汁，待温度适合时足浴，每次 15～30 分钟，凉后加热再用，每日 1 剂，每日 2～3 次，连续 3～5 天。有清热化痰、宣肺理气之功，适用于痰热咳嗽。

方法 2：前胡 20g，陈皮 20g，麻黄 15g，桂枝、紫苏叶、细辛各 6g。将上方如前法足浴，每次 15～30 分钟，每日 2～3 次，每日 1 剂，连续 3～5 天。有疏风散寒、止咳化痰之功，适用于风寒咳嗽。

方法 3：艾叶 60g。放入约 1500mL 水中煮开数分钟，捞去艾叶，将药液倒入盆中，待水温适合，双脚能够耐受时，将双脚置于盆内浸泡。临睡前用，每次 30 分钟左右。适用于风寒咳嗽。

4. 敷脐

方法 1：麻黄、细辛各 9g。将以上 2 味药研为细末，加醋适量调湿使之成团，填脐处，敷料包扎，胶布固定，每日换药 1 次。适用于风寒咳嗽。

方法 2：海浮石、天竺黄各 15g。将以上 2 味药研为细末，加清水适量调湿成团，如上法填脐。可清热化痰，适用于风热咳嗽。

5. 推拿

风寒咳嗽：推攒竹，推坎宫，揉太阳，揉乳根，推三关，掐揉二扇门。

风热咳嗽：清肺经，清天河水，揉肺俞，分推肩胛骨，揉乳旁，揉乳根。

痰湿咳嗽：补脾经，揉中脘，按揉足三里，推揉膻中，揉肺俞，捏脊。

肺虚咳嗽：补肺经，补肾经，揉乳根，揉乳旁，捏脊，揉肾顶，揉二马。

6. 艾灸　取穴：大椎、双定喘、双肺俞。艾灸疗法具有温阳散寒的功效，尤其适用于寒性咳嗽，效果显著。

7. 灌肠　处方：瓜蒌仁 15g，桑白皮 12g，金银花 12g，山栀子 10g，黄芩 9g，杏仁 12g，川贝母 9g，桔梗 12g，白前 15g，茯苓 12g，大黄 5g，海浮石 9g。将上方水煎 2 次，取汁约 300mL，每次灌肠 150mL，每日 2 次。有通腑泻热、止咳化痰的作用，适用于实热咳嗽。

（三）典型病案

赵某，女，61 岁，2017 年 7 月 31 日就诊。主诉：反复咳嗽咳痰 1 年余。患者 1 年余前受凉后出现咳嗽咳痰，自行服用大量感冒止咳药治疗，症状减轻。后患者每于天气变冷或者受凉后出现咳嗽咳痰，痰多，痰色清稀，曾于我院肺病科就诊，诊断为"支气管扩张"。近日上述症状加重，为进一步系统治疗，今日来诊。症见：咳嗽，咳声低，咳痰，痰量多、色清稀，无发热，无咽痛，无头晕头痛，无心慌胸闷，周身乏力，怕风冷，饮食减少，睡眠不佳，二便可。查体：精神不振，唇无发绀，咽无红肿，扁桃体无肿大。听诊双肺呼吸音粗，可闻及痰鸣音。舌质淡，苔白厚，脉弦滑。中医诊断：咳嗽。证候诊断：脾肺气虚，痰湿内蕴。西医诊断：支气管扩张。治法：健脾补气益肺，祛湿化痰止咳。内服方：太子参15g，炒白术15g，茯苓15g，陈皮15g，百部15g，桔梗15g，橘红15g，款冬花10g，酸枣仁30g，苦杏仁10g，紫菀15g，防风15g，白芥子10g。6剂，水煎服，每日1剂，早、晚饭后温服。外治方：黄芪30g，炒白术15g，防风15g，白芥子15g，茯苓15g，紫菀15g，陈皮15g，川芎15g。加水2000mL，煎15~20分钟，将药液连同药渣先熏蒸面部，待温度适宜后泡脚，每次15~30分钟，每天2次，以微微出汗为宜。

8月12日二诊：咳嗽咳痰较前减轻，痰量减少，乏力改善，怕风冷较前减轻，时有自汗出，饮食、睡眠改善，二便尚可。舌淡红，苔薄白，脉滑。上方加黄芪15g，继服6剂。外治法选择穴位贴敷，处方：杏仁10g，白芥子6g，将2味药捣烂，置止痛膏中心，每晚用热水浸足后贴敷双足涌泉穴，每晚贴敷，翌晨揭去，连贴6次。

8月20日三诊：已无明显咳嗽咳痰，乏力减轻，怕风冷改善，自汗减少，饮食可，睡眠可，二便尚可。舌淡红，苔薄白，脉缓。效不更方，继服上方6剂以巩固疗效。每周穴位贴敷2次。后随访3个月，未再复发。

按：患者感受风寒湿邪气后致感冒咳嗽，自行服用大量药物治疗，虽症状减轻，但正气损伤，脾肺受损，脾为生痰之源，肺为贮痰之器，遂每于受凉或天气变冷时易反复咳嗽咳痰。内服方以四君子散合止嗽散、玉屏风散加减以健脾补气益肺、祛湿化痰止咳。同时应用玉屏风散加减煎水足浴以益气防风，增强正气。后期患者间断应用穴位贴敷治疗。

三、肺痈

肺痈是一种由于热毒瘀结于肺，以致肺叶生疮，肉败血腐，形成脓疡，以发热、咳嗽、胸痛、咯吐腥臭浊痰、甚则咯吐脓血痰为主要临床表现的病证。肺痈属内痈之一，是内科较为常见的疾病。肺痈主要见于西医的肺脓肿。

本病由感受外邪，内犯于肺，或痰热素盛，蒸灼肺脏，以致热壅血瘀，蕴酿成痈，血败肉腐化脓。劳累过度，正气虚弱，则卫外不固，外邪易乘虚侵袭，是致病的重要原因。本病病位在肺，病理性质属实、属热。本病属于邪实证候，但各个病期的病机重点有所差异，病期有初期、成痈期、溃脓期、恢复期。恢复期

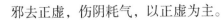

邪去正虚，伤阴耗气，以正虚为主。

（一）内治

左老师总结多年的临床经验，总结出治疗肺痈内治的基础方：金银花 30g，连翘 15g，芦根 30g，薏苡仁 30g，冬瓜仁 15g，黄芩 15g，桔梗 12g，甘草 6g，蒲公英 30g。

若热甚，咳吐大量浓臭痰，苔黄腻，脉滑数，加贝母、橘红、鱼腥草、败酱草、瓜蒌。若身热渐退，咳嗽减轻，咯吐脓血渐少，臭味亦减，舌红苔薄白，以益气养阴清肺为主，加黄芪、太子参、粳米、北沙参、麦冬、石膏、冬瓜仁、紫菀、枇杷叶、玉竹、杏仁。

（二）外治

1. 足浴　方法：金银花 50g，芦根 50g，薏苡仁 50g，百合 15g，蒲公英 45g，鲜马齿苋 45g，玄参、麦冬、瓜蒌仁、桔梗各 30g，生甘草 15g，皂角刺 15g。上药水煎 2 次，取汁足浴，每次 30 分钟，药汁可加热再用。每日 1 剂，每日 2 次。

2. 敷熨　方法：薏苡根 45g，益母草 45g，夏枯草 30g，皂角刺 15g，黄芪 45g。上药研粗末，上锅炒热，喷洒适量白酒，趁热布包敷熨背部，以肺俞为中心。每日 1 剂，每日 2 次，药末可重复使用。

（三）典型病案

李某，男，34 岁，2018 年 7 月 31 日就诊。主诉：反复发热、咳痰伴胸痛 5 天。患者于 5 天前无明显诱因出现发热，体温最高 39.2℃，微恶寒，咳嗽较剧烈，痰黄如米粥，腥臭异常，时有带血，量较多，吸气时左侧胸痛明显，眠食不佳，口干欲饮，小便深黄，大便干燥。于当地诊所就诊，应用抗生素（具体不详），效果差。今日为求进一步诊治，来我院。查体：精神不振，左肺呼吸音低，右肺呼吸音粗，未闻及干湿性啰音。辅助检查：胸部 CT 提示左下肺脓肿形成。血常规显示：白细胞 $21×10^9/L$，中性粒细胞 90%。血沉 50mm/h。C 反应蛋白 56mg/L。舌质红，苔黄腻，脉滑数。中医诊断：肺痈溃脓期。证候诊断：热毒血瘀。西医诊断：肺脓肿。治法：清热解毒排脓，凉血化瘀消痈。内服方：金银花 30g，连翘 30g，芦根 30g，薏苡仁 30g，冬瓜仁 15g，桔梗 12g，甘草 6g，鱼腥草 30g，败酱草 30g，贝母 20g，瓜蒌 30g，橘红 12g，牡丹皮 15g，侧柏叶 15g，白茅根 15g，郁金 30g。3 剂，水煎服，每日 1 剂，早、晚饭后温服。外治方：金银花 30g，芦根 30g，薏苡仁 30g，玄参、麦冬、瓜蒌仁、桔梗各 20g，百合 15g，蒲公英 45g，苍术、生甘草各 12g，皂角刺 12g。每日 1 剂，每日 2 次，足浴。同时应用哌拉西林他唑巴坦钠、左氧氟沙星抗感染。

8月3日二诊：服用3剂后，脓痰量减少，已不带血，体温高峰下降，恶寒情况消失，咳嗽好转，左胸仍隐痛。继续予清热解毒排脓、凉血化瘀消痈，继续应用原方。继续应用足浴方。继续应用哌拉西林他唑巴坦钠、左氧氟沙星抗感染。

8月6日三诊：服用上方5剂后，咳痰量更加减少，左侧胸部疼痛较前缓解，夜间时有低热，体温最高达37.5℃，舌红，苔薄黄。上方去侧柏叶、黄芩、白茅根，加青蒿12g，地骨皮9g。继续应用足浴方。继续应用哌拉西林他唑巴坦钠、左氧氟沙星抗感染。

8月11日四诊：未再发热，舌淡红，苔薄，脉细。症状基本控制，复查胸部CT示病灶吸收。复查血常规白细胞、中性粒细胞、血沉、C反应蛋白正常。方选沙参麦冬汤加减，沙参12g，麦冬12g，玉竹9g，甘草6g，桑叶15g，党参12g，太子参12g，黄芪30g，当归12g，贝母9g，冬瓜仁6g。继用10剂。将药渣再次煎煮后进行足浴。3个月后随访，病情良好。

按：肺痈的临床特点为咳吐大量腥臭脓血痰。病变部位主要在肺，属于实热证候。根据病变过程，可分为初期、成痈期、溃脓期、恢复期。治疗予以清热消痈、解毒排脓。脓未成前应予以清热消痈；脓已成者，按照"有脓必排"的原则，解毒排脓；脓毒消除后予以补虚养肺。根据其临床表现，考虑患者目前处于溃脓期。肺脏积热，风热之邪容易入侵，肺为娇脏，不能耐受，肺卫同病，邪热壅肺，灼液成痰，气分热毒浸淫及血，热入血分，血脉受损，热壅血瘀，血败肉腐，痈肿内溃，脓液外泄。故用金银花、连翘、鱼腥草、败酱草以清热解毒，牡丹皮、侧柏叶、白茅根凉血止血，芦根、薏苡仁、冬瓜仁、贝母、甘草、桔梗、瓜蒌排脓化痰，郁金、橘红行气。二诊时患者咳嗽好转，但仍痰量较多，继续应用原方。三诊时患者夜间时有低热，考虑津液煎熬成痰，体内阴津亏虚，阴虚发热，故加用青蒿、地骨皮以退虚热，同时去侧柏叶、黄芩、白茅根。后用沙参麦冬汤加减以防复发，益气阴，健脾胃。

四、哮病

哮病是由于宿痰伏肺，遇诱因或感邪引触，以致痰阻气道，肺失肃降，痰气搏击所引起的发作性痰鸣气喘疾患。发作时以喉中哮鸣有声，呼吸气促困难，甚至喘息不能平卧为主要表现。

病理因素以痰为主，痰阻气道，痰气相搏，肺气失于肃降，表现为邪实之证；

反复久发，气阴耗损，肺、脾、肾渐虚，则在平时表现为正虚之证，大发作时可见邪实正虚的错杂表现。故辨治原则是根据疾病新久，已发未发，区别邪正缓急、虚实主次治疗。发时治标，以祛邪利肺为主，缓则治本。但要注意证候寒热、寒热相兼、寒热转化，以及是否虚实错杂等情况，进行治法方药的调整。未发时以扶正为主，但要注意气阴之异，肺、脾、肾之殊，在抓住重点的基础上，适当兼顾。其中尤以补肾最为重要，因肾为先天之本，五脏之根，精气充足则根本得固。补肺可加强卫外功能，防止外邪入侵。

（一）内治

左老师治疗哮病，本着发作期治标、缓解期治本的原则。因痰浊是本病的宿根，故发作时以宣肺豁痰为重点，寒哮宣肺散寒，热哮宣肺清热。

1. 发作期　基础方：射干 12g，麻黄 10g，半夏 9g，紫苏子 12g，白芥子 10g，莱菔子 10g，紫菀 15g，款冬花 15g。

若呼吸急促，喉中哮鸣有声，胸膈满闷如窒，咳不甚，痰少咳吐不爽，白色黏痰，辨证为寒哮，加细辛、生姜、五味子。若气粗息涌，咳痰色黄或白，黏浊稠厚，舌质红，苔黄腻，辨证为热哮，加黄芩、桑白皮、石膏、竹沥、川贝母、海浮石。

2. 缓解期　缓解期以健脾益气、补土生金为原则。基础方：黄芪 45g，白术 30g，防风 12g，太子参 15g，茯苓 15g，甘草 6g，半夏 9g。

若咳嗽短气，动则气促，腰膝酸软，自汗畏风，为肺肾两虚，加用熟地黄、山药、山茱萸、牡丹皮、茯苓、泽泻。

（二）外治

1. 穴位贴敷

（1）寒哮：细辛、生半夏、肉桂、橘红各 10g，白芥子 12g，另配生姜 50g。取穴：大椎、肺俞（双）。前 5 味药共研细末，先用生姜汁调药末成糊状，取药饼贴敷于大椎、肺俞穴，包扎固定，每次贴 2 个小时，每年夏初伏、中伏、末伏各贴 1 次。

（2）热哮：桑白皮 15g，杏仁 15g，生石膏 12g，黄芩 10g。取穴：华盖、膻中、膈俞（双）、肺俞（双）。上药共为细末，醋调成直径 3cm 的药饼，分贴于华盖、膻中、膈俞、肺俞，包扎固定，每次贴 3~5 小时，每日 1 次，连贴 10 日为 1 个疗程。

（3）痰热型：麻黄、杏仁、石膏、黄芩、桑白皮、白芥子、甘遂各 15g，醋适量。取穴：华盖、肺俞（双）。上药共研细末备用，每次取适量，用猪胆汁调和，贴于华盖或肺俞，外用纱布覆盖，胶布固定。敷药时间为每年伏天的夏至至大暑、腊月的冬至至大寒。每时节 3 次，每次间隔 1 周，连敷 2 年以上为 1 个疗程。

（4）虚寒型：麻黄、桂枝、细辛、五味子、杏仁、远志、半夏、黄芪、白芥子、甘遂各 12g，生姜适量。取穴：华盖、膏肓（双）、膻中。上药共研细末备用。每次取适量，用生姜汁调和，贴敷于华盖、膏肓、膻中，外用纱布覆盖，胶布固定。敷药时间为每年伏天的夏至至大暑、腊月的冬至至大寒。每时节敷 3 次，每次间隔 1 周，连敷 3 年以上为 1 个疗程。

2. 隔姜艾灸　处方：生姜、艾绒。操作方法：患者取俯卧位，充分暴露背后皮肤，先将新鲜生姜切成大小约为 3cm×3cm、厚 3～4mm 的薄片，中间用针灸针刺 15～20 个小孔，置于双侧肺俞穴。将艾绒捏成底面直径约 1cm、高 1cm 的圆锥艾炷，置于生姜片中央，并点燃顶部，待患者感觉皮肤微烫时，用手将生姜片连同艾炷提起，再置于皮肤，再提起，如此反复操作，至患者感觉皮肤无温度时更换艾炷继续施灸。每个穴位共灸 5 壮。每天 1 次，15 次为 1 个疗程，疗程间隔休息 2 天。适用于哮证急性发作期。

3. 针灸

（1）实证宜针。选穴：大椎、身柱、风门、肺俞、丰隆、膻中、曲池、合谷。

（2）虚证宜灸。选穴：膻中、肺俞、天突、气海、关元、膏肓、神阙、肾俞、命门。

4. 穴位埋线　选穴：定喘、大椎、肺俞、中府、尺泽及荥穴。埋植医用可吸收聚乙醇酸手术缝合线 3-0，每 20～30 天 1 次，连续数次。

（三）典型病案

张某，男，17 岁，2017 年 1 月 10 日就诊。主诉：反复发作性咳喘哮鸣 4 年，加重 5 天。患者 4 年前受凉后出现咳喘，反复发作，遇冷即发，秋冬重，夏季轻，曾于外院就诊，诊断考虑"支气管哮喘"，每次发作时予激素、平喘药、抗生素及对症处理，效果可。近 3 个月来发作频繁，5 天前患者淋雨着凉后上述症状再次出现，再次予上述方案治疗，效果差，今为求进一步诊治，来我院。症见：咳嗽气喘，不能平卧，咳痰，色白质稀，夹有泡沫，痰量较多，喉间哮鸣有声。查体：精神不振，呼吸稍促，口唇发绀。听诊两肺闻及哮鸣音。舌质淡，苔白腻，脉弦滑。胸部 CT 检查：两肺纹理增多，增粗。中医诊断：哮病（寒哮）。西医诊断：支气管哮喘。治法：宣肃化痰，泻肺平喘。内服方：射干 12g，炙麻黄 10g，半夏

9g，紫苏子 12g，白芥子 10g，莱菔子 10g，葶苈子 12g，紫菀 15g，款冬花 15g，干姜 9g，细辛 3g，五味子 15g。5 剂，水煎服，每日 1 剂，早、晚饭后温服。外治：选用隔姜灸，操作方法同上。

1 月 15 日二诊：服上药 5 剂后患者喉中痰鸣音消失，气喘消失，咳嗽明显好转，上药去葶苈子，加党参 30g，紫河车 5g，继服 10 剂。继续应用隔姜灸。

1 月 25 日三诊：服用上药 10 剂后，患者诸症消失。后方药调整为：黄芪 30g，白术 15g，防风 12g，山药 10g，陈皮 9g，炙甘草 3g。间断服用。并配合穴位贴敷，处方：麻黄、桂枝、细辛、五味子、杏仁、远志、半夏、黄芪、白芥子、甘遂各 9g，生姜适量。取穴：华盖、膻中、膏肓（双）、膈俞（双）。方法同上。与内服药物交替使用。3 个月后随访，患者病情未再复发。

按：哮病是一种反复发作、缠绵难愈的疾病。部分青少年患者，随着年龄的增长，正气逐渐充盈，肾气日益增长，再辅以药物治疗，可以终止其发作；但是中老年及体弱多病者，久病虚损，肾气逐渐衰退，症状反复，不容易根除。方中麻黄辛温，是肺经专药，正如《金匮要略》所云："咳而上气，喉中水鸡声，射干麻黄汤主之"，麻黄、射干宣肺平喘、化痰利咽，干姜、细辛、半夏温肺化饮，紫菀、款冬花化痰止咳，五味子收敛肺气，紫苏子、白芥子、莱菔子温肺化痰，葶苈子降气平喘。同时配伍隔姜灸以温肺化饮。二诊时患者喉中痰鸣音消失，气喘消失，咳嗽明显好转，故去葶苈子，此时加上扶正药党参、紫河车以益气固本。患者仍有咳嗽咳痰，继续应用隔姜灸。三诊时患者症状基本消失。患者久病，本虚标实，以扶正为主，故方药调整为玉屏风散加减，同时配伍穴位贴敷治疗。

五、胸痹

胸痹是一种以胸部闷痛，甚则胸痛彻背，喘息不得卧为主要表现的病证。轻者感觉胸闷，呼吸欠畅；重者则有胸痛，严重者心痛彻背，背痛彻心。

本病证发生多与寒邪内侵、饮食失调、情志失节、劳倦内伤、年迈体虚等因素有关，病机有虚实两方面。胸痹的主要病机为心脉痹阻，病位在心，涉及肝、脾、肾、肺等脏。心、肝、脾、肾、肺气血阴阳不足，心脉失养，不荣则痛；气滞、血瘀、寒凝、痰湿等痹阻心脉，不通则痛。

（一）内治

左老师治疗胸痹，首辨虚实。

实证基础方：瓜蒌 15g，薤白 12g，半夏 10g，丹参 10g，砂仁 6g，川芎 15g，厚朴 12g，陈皮 12g。

若血瘀明显者加桃仁、红花、当归、三七，若气滞明显者加柴胡、枳壳、香附、青皮，痰浊闭阻者加远志、胆南星、石菖蒲、竹茹，寒凝心脉者加炮附子、桂枝、干姜。

虚证基础方：党参 10g，黄芪 30g，白术 15g，麦冬 15g，五味子 12g，丹参 15g，当归 12g，玉竹 15g，茯苓 15g。

心肾阴虚者加生地黄，心肾阳虚者加炮附子、肉桂、熟地黄、淫羊藿。

（二）外治

穴位贴敷

（1）实证：附子 9g，郁金 10g，乳香 15g，没药 12g，砂仁 6g，丹参 9g，川芎 12g，冰片 2g。以上诸药研为细末混匀，加蜂蜜调成膏状，把调好的中药膏摊在空白敷贴的圆圈内，备用。取穴：内关（双）、膻中、阳陵泉（双）、三阴交（双）、心俞等。根据临床辨证选穴，每次选穴 2~4 个，确定 2 组穴位，每日 1 组，交替使用。成人贴敷时间不超过 2 小时，体质敏感者适当缩短贴敷时间，有不适感及时取下膏药。凡用溶剂调敷药物时，需随调配随敷用，以防挥发。

（2）虚证：党参 10g，黄芪 30g，白术 15g，茯苓 30g，甘草 6g，熟地黄 12g，白芍 15g，川芎 12g。方法、取穴、贴敷时间及注意事项同实证。

（三）典型病案

张某，男，50 岁，2016 年 3 月 15 日就诊。主诉：胸痛半年。患者半年前劳累后出现胸痛，呈阵发性，每次持续约 5 分钟，活动后加重，休息后可自行缓解，时伴有咳嗽，于某人民医院行冠脉造影，诊断为"冠心病"，建议行支架置入治疗，患者拒绝，给予口服抗凝、降压、调脂等药物治疗，效果一般，来求中医治疗。刻下症见：胸满闷痛，气短，咳吐痰涎，肢体沉重，伴倦怠乏力，睡眠欠佳，纳可，二便调。既往高血压病史 4 年，间断口服降压药治疗，血压控制一般。曾有血糖升高病史，未服用药物治疗。查体：血压 180/90mmHg。听诊双肺呼吸音低，未闻及干湿性啰音。心率 63 次/分，律不齐，心音强弱不一，各瓣膜听诊区未闻及病理性杂音。腹部膨隆，无压痛及反跳痛。心电图示：心房颤动。神色疲惫，声音低微，面色尚润，舌质暗红，苔白腻，脉结代。中医诊断：胸痹。证候诊断：痰瘀痹阻。西医诊断：冠状动脉粥样硬化性心脏病。治法：活血祛瘀，通络宣痹。内服方：瓜蒌 20g，薤白 10g，姜半夏 10g，丹参 30g，砂仁 10g，桂枝 10g，红花 15g，郁金 12g，川芎 15g，檀香 10g，厚朴 12g，炙远志 12g，炒酸枣仁 30g，水蛭 3g。7 剂，水煎服，每日 1 剂，早、晚饭后温服。西药予硝苯地平缓释片、厄贝沙坦氢氯噻嗪降压，单硝酸异山梨酯片扩血管，阿托伐他汀钙片稳定斑块，华法林抗凝。外治方：炮附子 6g，乳香 12g，没药 12g，郁金 10g，砂仁 6g，川芎 15g，半夏 10g，丹参 15g，桂枝 10g，冰片 2g。研为细末混匀，加蜂蜜调成膏状，把调好的中药膏摊在空白敷贴的圆圈内，取丰隆（双）、阳陵泉（双），两组交替使用，每日 1 组。贴敷时间为 2 小时。

3 月 23 日二诊：血压 135/80mmHg。胸痛症状明显减轻，但痰仍较多，仍倦怠乏力，睡眠稍改善。舌质暗，苔白稍腻，脉沉细。原方基础上加用党参 15g，茯苓 15g。继服上方 7 剂。西药继续应用上述药物。穴位贴敷方调整为：炮附子 6g，乳香 12g，没药 12g，郁金 10g，砂仁 6g，丹参 12g，川芎 15g，党参 15g，茯苓 15g，白术 30g。

3 月 30 日三诊：血压 125/80mmHg。胸痛症状消失，已无明显不适，舌淡红，苔薄白，脉沉细。上方继续服用 14 剂。间断应用上方穴位贴敷。西药继续应用上述药物。1 个月后随访，病情稳定。

按：本案为胸痹，胸痹多为本虚标实证，虚为胸阳不振，实则为邪气痹阻。患者饮食不节，过食肥甘厚味，致脾胃损伤，运化失健，聚湿生痰，上犯心胸，阻遏心阳，胸阳失展，气机不畅，心脉痹阻而发病，痰浊留恋日久，痰阻血瘀，病情加重。方以瓜蒌薤白半夏汤合丹参饮加减。瓜蒌薤白半夏汤温通豁痰、通阳行气。丹参、檀香、砂仁为丹参饮，活血祛瘀、行气止痛。加用桂枝温阳通气、温通经脉，红花、郁金、川芎、水蛭活血祛瘀、行气止痛。厚朴行气止痛。炙远志、炒酸枣仁安神定志。二诊时患者痰多，仍倦怠乏力，加强益气健脾化痰的功效，加用党参、茯苓，同时穴位贴敷方药进行调整，以助益气健脾之功。全方诸药共奏活血祛瘀、宣络通痹、行气止痛、安神定志之功。

六、心悸

心悸是一种因外感或内伤，致气血阴阳亏虚，心失所养；或痰饮瘀血阻滞，心脉不畅，引起心中急剧跳动，惊慌不安，甚则不能自主为主要临床表现的病证。心悸因惊恐、劳累而发，时作时止，不发时如常人，病情较轻者为惊悸；若终日悸动，稍劳尤甚，全身情况差，病情较重者为怔忡。西医学的各种原因引起的心律失常，如心动过速、心动过缓、心房颤动或扑动、房室传导阻滞、病态窦房结综合征、预激综合征及心功能不全、心脏神经症等，均有心悸表现。心悸的病位主要在心，由于心神失养，心神动摇，悸动不安。但其发病与脾、肾、肺、肝四脏功能失调相关。病机主要有虚实两方面，虚者为气血阴阳亏损、心神失养而致，实者多由痰火扰心、水饮凌心及瘀血阻脉引起。虚实之间可以相互夹杂或转化。

左老师强调治疗心悸首先要辨虚实之主次多寡，以决定治疗原则。

（一）内治

基本方：当归 12g，龙眼肉 10g，黄芪 30g，人参 10g，白术 15g，炙甘草 6g，茯神 12g，远志 10g，酸枣仁 15g，龙骨 30g，牡蛎 30g，柏子仁 15g。

加减：若心烦失眠，五心烦热，口干盗汗，加生地黄、白芍、当归、五味子。若胸闷气短，动则尤甚，面色苍白，形寒肢冷，加桂枝、茯苓。若胸闷不适，心痛时作，痛如针刺，唇甲青紫，舌质紫暗，加桃仁、红花、丹参、赤芍、川芎、延胡索。

（二）外治

1. 耳穴压豆　取穴：心、神门、肾、交感、皮质下。操作方法：75%乙醇常规消毒耳郭，将王不留行籽以胶布贴相应穴位，贴压约 3 分钟，达到局部发热、灼痛、酸胀。病情重者取双侧，轻者取单侧，每天 2～3 次，每次约 1 分钟，隔日更换 1 次，2 周为 1 个疗程。

2. 穴位贴敷　处方：当归、细辛、白芥子各 15g。研为细末混匀，调成糊状，把调好的中药糊用压舌板摊在空白敷贴圆圈内，备用。取穴：内关、气海、心俞、脾俞、关元、厥阴俞、三阴交、膈俞、巨阙、足三里。选择两组穴位交替贴敷，每 3 天贴敷 1 次，以个人皮肤耐受程度为主，每次贴 2～4 小时，共贴敷 3 次。

（三）典型病案

张某，女，35 岁，2018 年 12 月 3 日就诊。主诉：心慌伴乏力、头晕 2 年，加重 5 天。患者于 2 年前劳累后出现心慌，伴乏力、头晕，发作呈阵发性。5 天前上述症状加重，并时有胸闷不适，腰酸乏力，手足发凉，无心前区及后背部疼痛不适，无憋喘，纳差，睡眠欠佳，大小便可。查体：心率 80 次/分，律不齐，各瓣膜听诊区未闻及病理性杂音。心电图示：窦性心律不齐，偶发室早。舌体胖大，苔淡，脉沉无力。中医诊断：心悸。证候诊断：心脾不足。西医诊断：心律失常。治法：益气健脾养心，活血通络，安神定悸。内服方：桂枝 15g，附子 9g，炙甘草 6g，当归 12g，龙眼肉 10g，黄芪 15g，党参 10g，白术 15g，茯神 12g，远志 10g，酸枣仁 15g，龙骨 30g，牡蛎 30g，桃仁 12g，红花 15g。7 剂，水煎服，每日 1 剂，早、晚饭后温服。外治法：耳穴压豆。取穴：心、交感、神门、枕、肾、皮质下。操作方法：75%乙醇常规消毒耳郭，将王不留行籽以胶布贴双耳相应穴位，每天2～3次，每次约1分钟，隔日更换1次。

12月10日二诊：患者服用上述药物7剂后，心慌症状明显好转，发作次数减少，周身乏力及胸闷不适、手足发凉好转，饮食及睡眠亦较前好转。舌体胖大，苔淡，脉沉，较前有力。上方将白术、党参加量至白术30g，党参15g。继续服用7剂。同时配合耳穴压豆。

12月17日三诊：患者因来月经，再次出现阵发性心慌乏力，无明显胸闷不适症状，手足发凉症状不明显，纳眠可。上方去桃仁、红花、龙骨、牡蛎、附子，加桑寄生30g，熟地黄15g，白芍30g。服药后上述症状均消失，原方继续服用7剂。同时配合耳穴压豆。3个月后随访，病情良好。

按：心悸因久病劳伤、情志内伤、外邪侵袭等，导致心神失宁而发病。其病位在心，根据其临床表现，应分辨有无他脏累及，是一脏受损，还是多脏同时受损。病机分虚实，虚为脏腑气血阴阳亏损，实为痰饮、瘀血、火邪上扰。本例患者平素工作压力大，思虑太过，致使脾脏受损，脾失运化，生化之源不足，脏腑功能失调，致使心神失养，发为心悸。方中以附子、桂枝温补心阳，党参、黄芪、白术、甘草益气健脾，茯神、酸枣仁、远志、龙骨、牡蛎、龙眼肉安神定悸，桃仁、红花、当归活血化瘀。二诊时患者症状好转，将白术、党参加量，加强其补心脾之功。三诊时患者因月经来潮，导致气血不足，加用桑寄生、熟地黄、白芍。同时配合耳穴压豆，内外同治，共奏益气健脾养心、活血通络、安神定悸之功。

七、失眠

失眠是一类由于情志、饮食内伤、病后及年迈、禀赋不足、心虚胆怯等病因，引起心神失养或心神不安，从而导致经常不能获得正常睡眠为特征的病证。主要表现为睡眠时间、深度的不足，以及不能消除疲劳、恢复体力与精力，轻者入睡困难，或寐而不酣，时寐时醒，或醒后不能再寐，重则彻夜不寐。

本病辨证首分虚实，不寐的病位主要在心，与肝、脾、肾有关。基本病机为阳盛阴衰，阴阳失交，一为阴虚不能纳阳，一为阳盛不得入于阴。虚证多属阴血不足，心失所养；实证多为火盛扰心。治疗以补虚泻实、调整阴阳为原则。

（一）内治

1. 实证　基本方：半夏9g，陈皮12g，茯苓15g，枳实9g，黄连9g，竹茹12g，龙齿18g，珍珠母18g，磁石6g。

加减：若彻夜不眠，急躁易怒，伴头晕头胀，目赤耳鸣，口干而苦，不思饮食，便秘溲赤，舌红苔黄，脉弦而数，此为肝火扰心，加龙胆草、黄芩、栀子、柴胡、生龙骨。

2. 虚证　基本方：人参12g，白术15g，甘草6g，当归12g，黄芪18g，远志30g，酸枣仁30g，茯神15g，龙眼肉15g，木香12g。

加减：若心烦不寐，入睡困难，心悸多梦，伴头晕耳鸣，腰膝酸软，潮热盗汗，五心烦热，咽干少津，加熟地黄、山萸肉、山药、泽泻、牡丹皮、黄连、肉桂。若虚烦不寐，遇事易惊，终日惕惕，胆怯心悸，伴气短自汗，倦怠乏力，舌淡，脉弦细，加龙骨、石菖蒲、川芎。

（二）外治常用法

1. 耳穴压豆　基本穴位：神门、交感、垂前、心、肾、皮质下、枕。若心肾不交，可加内分泌；若肝郁气滞者，可加三焦、肝；若心气虚者，可加肝、胰、胆；若心脾两虚者，可加小肠、脾；若肾阳虚者，可加内肾、内分泌；若胃失和降者，可加脾、胃、大肠。操作方法：以75%乙醇消毒耳郭，用探针寻找敏感点，再将生王不留行籽固定在0.5cm胶布中心，用止血钳夹住胶布使王不留行籽对准标记的耳穴，贴上胶布。每次选单侧耳穴，两耳交替进行，对准敏感点压丸，采用轻柔按摩手法，以使局部产生酸、胀、痛、麻、热等感觉，持续约2分钟，每日自行按压每个耳穴2~4次，睡前再按压1次，每3天治疗1次，5次为1个疗程。

2. 督灸　处方：肉桂3g，丁香3g，吴茱萸2g，共研细粉备用，生姜适量，艾炷数个。部位：督脉大椎至腰俞的脊柱部位。操作方法：操作者常规75%乙醇消毒患者背部，干燥后在治疗部位涂抹生姜汁，撒上督灸粉，覆盖保鲜膜，铺生姜泥，放艾炷，连续灸治3次后，去除姜泥和艾灰。用湿热毛巾将皮肤擦拭干净，用无菌纱布覆盖，胶布固定。灸后若起疱，令其自然吸收。每周治疗1次。治疗期间禁食生冷辛辣、肥甘厚味之物，禁冷水洗浴。

3. 穴位贴敷　处方：远志45g，龙骨30g，牡蛎30g，酸枣仁45g，共研为末。取穴：神阙、大椎、内关、涌泉。若心脾两虚加黄芪45g，当归12g。若心肾不交加黄连15g，肉桂6g。若痰热内扰者加胆南星12g，半夏9g，黄连9g。若肝火扰心者加丹参30g。用时取上药15~20g，醋调成糊状，贴于神阙、大椎、内关、涌泉，用胶布固定，每晚换药1次，5次为1个疗程。1个疗程结束后，休息2天继续行下一疗程。

4. 拔罐　取穴：足三里、大椎、三阴交、神门。操作方法：常规拔罐，留罐 10 分钟以调整阴阳、补虚泻实。

5.足部按摩　取穴：双足涌泉穴。方法：用拇指按揉涌泉穴。体质虚者节奏要慢，体质壮实者节奏要快，力度以患者能忍受的程度为宜。每次按压约 5 分钟。根据证型不同，加揉按相应穴位。心脾两虚者加公孙、内关，肝火扰心者加太冲、行间，痰热内扰者加丰隆、内庭。

（三）典型方案

王某，女，50 岁，2018 年 5 月 7 日就诊。主诉：失眠 3 个月。患者 3 个月前思虑太过出现睡眠差，失眠多梦，眼干涩疼痛，于当地诊所就诊，服药效果一般。症见：失眠多梦，眼干涩疼痛，精神不振，乏力困倦，时头晕头痛，饮食少，二便调。面色萎黄，舌淡红，苔薄白，脉沉细。中医诊断：不寐。证候诊断：心脾气血两虚。西医诊断：失眠。治法：健脾养心安神。内服方：党参 15g，茯苓 15g，远志 15g，龙眼肉 30g，酸枣仁 30g，炒白术 30g，黄芪 30g，陈皮 15g，合欢皮 15g，大枣 5 枚。7 剂，水煎服，每日 1 剂，早、晚饭后温服。外治法：耳穴压豆。取穴：神门、心、垂前、肾、皮质下、小肠、脾。操作方法同前。

二诊：服用 7 剂后诉睡眠改善，眼干涩疼痛减轻，头痛改善。上方加牡蛎镇静安神，以改善病情，继服 2 周。

三诊：夜眠改善，乏力困倦改善，嘱继续间断用药并耳穴压豆巩固。

按：该患者思虑太过，损伤心脾，心血暗耗，神不守舍，脾虚生化乏源，营血亏虚，不能奉养心神，即《类证治裁·不寐》所云："思虑伤脾，脾血亏损，经年不寐。"治疗以补益心脾、养心安神为主。方中党参、白术、黄芪益气健脾。远志、酸枣仁、龙眼肉、大枣补益心脾、安神定志。陈皮、茯苓健脾行气。合欢皮安神解郁。牡蛎潜阳安神，以使阴阳相交。同时配合耳穴压豆改善睡眠。

八、呕吐

呕吐是一种由于胃失和降，气逆于上，迫使胃中之物从口中吐出的病证。临床以有物有声谓之呕，有物无声谓之吐，无物有声谓之干呕。呕吐病因是多方面的，外感六淫、内伤饮食、情志不调、禀赋不足均可影响于胃，使胃失和降，胃气上逆，发生呕吐。

呕吐的原因虽较复杂，总的发病机制为胃失和降、胃气上逆所致。据其病因，首辨虚实。实证多由感受外邪、饮食停滞所致，发病较急，病程较短，呕吐量多，呕吐物多有酸臭味。虚证多属内伤，有气虚、阴虚之别，呕吐物不多，常伴有精神萎靡、倦怠乏力、脉弱无力等症。

（一）内治

1. 实证　基本方：半夏 10g，白术 12g，茯苓 12g，陈皮 12g，生姜 10g，竹茹 10g。

若突然呕吐，胸脘满闷，发热恶寒，头身疼痛，舌苔白腻，脉濡缓，为外邪犯胃，加藿香、苏叶、厚朴。若呕吐酸腐，脘腹胀满，嗳气厌食，大便或溏或结，舌苔厚腻，脉滑实，为食滞内停，加焦三仙、鸡内金、莱菔子。若呕吐清水痰涎，脘闷不食，头眩心悸，舌苔白腻，脉滑，为痰饮内阻，加大茯苓用量，并加桂枝。若呕吐吞酸，嗳气频繁，胸胁胀痛，舌质红，苔薄腻，脉弦，为肝气犯胃，加紫苏梗、厚朴、砂仁。

2. 虚证　基本方：党参 15g，茯苓 15g，白术 12g，半夏 10g，陈皮 12g，木香 10g，砂仁 6g。

若饮食稍多即吐，时作时止，面色㿠白，倦怠乏力，喜暖恶寒，四肢不温，口干而不欲饮，大便溏薄，为脾胃虚寒，党参改人参，加干姜，茯苓加大剂量。若呕吐反复发作，或时作干呕，似饥而不欲食，口燥咽干，舌红少津，脉象细数，党参改太子参，加麦冬、石斛、大枣。

（二）外治

1. 穴位贴敷　取穴：中脘、内关、足三里。方法：吴茱萸 50g 研磨成粉，姜汁调糊，用压舌板均匀地涂抹在医用敷贴上。每天贴敷 2 次，连续贴敷 5 天。

2. 针刺　取穴：中脘、内关、足三里。热吐者加合谷，寒吐者加上脘、胃俞，痰饮者加丰隆，食积者加下脘，肝逆者加太冲，中气虚者加脾俞、章门。

3. 中药灌肠　辨证处方参考内治方药。取所用方药水煎 2 次，取汁 300mL，每次 150mL 保留灌肠，每日 2 次，每日 1 剂。

4. 按摩

（1）外邪犯胃：①取仰卧位，按揉中脘穴 3 分钟，再顺时针、逆时针按摩胃脘部各 50 下，按揉足三里、内关、合谷穴各 3 分钟。②取俯卧位，医者推背部两侧脾俞、胃俞穴各 3 分钟。

（2）饮食停滞：①取仰卧位，医者持续按压中脘、下脘、神阙穴各 3 分钟，再顺时针按摩胃脘部，用拇指指腹端按揉足三里、内关各 3 分钟。②取俯卧位，医者推背部两侧脾俞、胃俞、大肠俞穴各 2 分钟。

（3）肝气犯胃：①取仰卧位，医者持续按压中脘、神阙穴各 3 分钟，再用拇指指腹端推天枢、章门穴各 3 分钟，按揉足三里、太冲穴各 3 分钟，最后用掌擦法横擦两胁 3 分钟。②取俯卧位，医者推背部两侧肝俞、胃俞、脾俞穴各 3 分钟。

（4）脾胃虚弱：①取仰卧位，持续按压中脘、神阙、气海、关元穴各 3 分钟，再顺时针按摩胃脘部 3 分钟，最后用拇指指腹端按揉足三里、内关穴各 3 分钟。②取俯卧位，推背部两侧脾俞、胃俞、三焦俞穴各 3 分钟。

5．穴位注射　取穴：足三里。选用胃复安（甲氧氯普胺）穴位注射。足三里穴位注射胃复安治疗呕吐疗效确切，可快速缓解症状，安全性高。

（三）典型病案

李某，男，31 岁，2019 年 3 月 12 日就诊。主诉：恶心呕吐 1 天。患者 3 月 11 日中午吃喜宴后约 1 小时出现恶心呕吐，呕吐物为胃内容物，气味酸腐难闻，吐后自觉舒服，不欲饮食，腹胀明显，大便时稀时干，舌苔厚腻，脉滑。中医诊断：呕吐。证候诊断：食滞内停。西医诊断：急性胃炎。治法：消食化滞，和胃降逆。内服方：焦三仙各 10g，陈皮 9g，半夏 12g，茯苓 15g，白术 15g，竹茹 9g，生姜 9g，鸡内金 30g。3 剂，水煎服，每日 1 剂，早、晚饭后温服。外治法：按摩，同饮食停滞的按摩方法。

3 月 15 日二诊：服用上述药物 3 剂后，症状明显好转。效不更方，继续服用上方 5 剂。继续应用按摩疗法。

3 月 20 日三诊：服用上述药物 5 剂后，患者已无恶心呕吐，腹部时有胀满，遇冷后加重。方剂调整为藿香正气散加减，藿香 12g，白芷 12g，紫苏 10g，茯苓 12g，半夏 9g，陈皮 12g，厚朴 9g，桂枝 9g，生姜 9g，甘草 6g，大枣 2 枚。服用本方 3 剂后患者腹部胀满情况消失。

按：呕吐是以胃失和降、气逆于上所致的一种病证，可出现在多种疾病的病变过程中。临床辨证应以虚实为纲。治疗呕吐，当以和胃降逆为原则。该患者因饮食不节，导致食积内停，气机受阻，浊气上逆，发为本病。方中焦三仙、鸡内金消食，陈皮、半夏、茯苓理气和胃，白术健脾，竹茹清热降逆。二诊时患者虽然症状好转，但仍有恶心、脘腹胀满，故继续应用原方，配合应用按摩。三诊时考虑患者外有寒邪侵袭，内有湿热，方剂调整为藿香正气散加减，继续应用按摩法以加强疗效。

九、呃逆

呃逆是指胃气上逆动膈，以气逆上冲，喉间呃呃连声，声短而频，令人不能自止为主要临床表现的病证。呃逆古称"哕"，又称"哕逆"。

呃逆的病因有饮食不当、情志不遂、脾胃虚弱等。呃逆的病位在膈，病变关键脏腑为胃，并与肺、肝、肾有关。胃居膈下，肺居膈上，膈居肺胃之间，肺胃均有经脉与膈相连；肺气、胃气同主降，若肺胃之气逆，皆可使膈间气机不畅，逆气上出于喉间而生呃逆；肺开窍于鼻，刺鼻取嚏可以止呃，故肺与呃逆发生有关。产生呃逆的主要病机为胃气上逆动膈，故治疗原则为理气和胃、降逆止呃，并在分清寒热虚实的基础上，分别施以祛寒、清热、补虚、泻实之法。对于危重病中出现的呃逆，急当救护胃气。

（一）内治

1. 实证　基本方：柿蒂 12g，代赭石 12g，陈皮 10g，旋覆花 10g（包煎）。

若呃声沉缓有力，胸膈及胃脘不舒，得热则减，遇寒则甚，进食减少，口淡不渴，舌苔白，脉迟缓，为胃中积寒，加丁香、高良姜、半夏。若呃声洪亮有力，冲逆而出，口臭烦渴，多喜饮冷，脘腹满闷，大便秘结，苔黄燥，脉滑数，为胃中积热，加竹叶、生石膏、麦冬、黄芩、半夏。若呃逆连声，常因情志不畅而诱发或加重，胸胁满闷，纳减嗳气，苔薄白，脉弦，为气机郁滞，加木香、乌药、沉香、槟榔、郁金。

2. 虚证　基本方：人参 10g，白术 12g，甘草 6g，干姜 10g，吴茱萸 5g，丁香 6g，柿蒂 6g。

若呃声短促而不得续，口干咽燥，烦躁不安，不思饮食，或食后饱胀，大便干结，舌质红，苔少而干，脉细数，此为胃阴不足，加沙参、麦冬、玉竹、生地黄、石斛。

（二）外治

1. 刺激上呼吸道

方法 1：深呼吸。进食时不慎发生呃逆，暂停进食，连续深呼吸数次，一般短时间内能止住。

方法 2：刺鼻取嚏。以棉签或羽毛刺激鼻腔取嚏，可使呃逆停止，适用于饮食不慎或受凉短时间内出现的呃逆。

2. 穴位按压　取穴：少商穴。方法：频繁呃逆时，可用手指压迫位于大拇指甲根部桡侧面，距指甲缘约 6mm，在赤白肉际交界处的少商穴。压迫时要用一定的力量，要有明显酸痛感。

3. 耳穴压豆　选穴：耳中、贲门、食管、胃、十二指肠、神门。方法：用75%乙醇消毒耳郭，将胶布剪成 5mm×5mm 大小，将王不留行籽放于胶布上，对准所选耳穴，贴压在敏感点上，并采取轻重适宜的手法进行揉压，使患者产生酸、麻、胀、痛、热等感觉，每日按压 5 次。如 1 次贴压未愈或需巩固治疗者，3 日后以同法在对侧耳穴贴压。

4. 中药足浴　处方：黄芪 45g，党参 18g，干姜 9g，丁香 9g，姜半夏 9g，香附 12g，桂枝 15g，艾叶 15g。水煎 2 次，取汁足浴，每日 2 次，每次 30 ~ 45 分钟，水温适宜，避免烫伤。

5. 抚摸耳垂　婴儿打嗝时，可将婴儿抱起，用指尖在婴儿的耳垂处轻轻抚摸，一般至婴儿发出笑声，打嗝便可停止。

6. 针刺　选穴：膻中、三阴交、足三里、内关、中脘。若胃寒积滞、胃火上逆加胃俞，阳虚者加脾俞和胃俞，若属气虚证则加气海，若为肝郁气逆证则加太冲。方法：患者选择仰卧体位，将针刺位置全面裸露后，给予常规针刺，每日 1 次。对于三阴交、内关、足三里等穴位，适合采取平补平泻法作深刺处理，留针时间为 20 分钟。

7. 按摩　取穴：膻中、天突、内关、足三里、中脘。操作方法：按揉天突、膻中、内关穴各 2 分钟；用手掌掌面以顺时针方向按摩腹部约 2 分钟；按揉中脘、足三里各 3 分钟；手掌掌面紧贴胸腹部，右手摩擦左侧胸腹部，左手摩擦右侧胸腹部，约 50 次。

8. 穴位贴敷　取穴：双涌泉穴。药物：吴茱萸 30g，研成粉备用。操作方法：晚上睡觉前先用热水泡脚 30 分钟，然后取适量药粉，用温水将药粉调湿使之能捏成饼，如 1 角硬币大小，置于 5cm × 5cm 大小的医用胶布上，贴敷于双足涌泉穴，按压固定，次日晨起揭掉便可。每 3 天贴敷 1 次。

（三）典型病案

刘某，男，60 岁，2018 年 3 月 15 日就诊。主诉：呃逆 3 天。患者 3 天前因与邻居发生口角后出现呃逆不止，影响睡眠及进食，伴口臭口苦，头部胀痛，于当地诊所应用药物（具体不详）肌内注射，效果差。舌红，苔黄厚，脉滑数。中医诊断：呃逆。证候诊断：肝气犯胃，胃有湿热。西医诊断：膈肌痉挛。治法：顺气解郁，化湿和胃降逆。内服方：柿蒂 12g，代赭石 12g，半夏 9g，陈皮 10g，木香 9g，乌药 9g，沉香 9g，枳壳 6g，槟榔 12g。3 剂，水煎服，每日 1 剂，早、晚饭后温服。外治法：以棉签或羽毛刺激鼻腔，令其取嚏。服用上述药物 3 剂并配合刺激呼吸道方法后，患者呃逆停止。随访 1 个月，患者呃逆未再发作。

按：呃逆，是胃气上逆、失于和降而成。偶然发作者不药而愈，持续不断者需要治疗。慢性病晚期出现呃逆，多为严重征兆。该患者为肝气郁结，横逆犯胃，胃气上逆，加之患者平素吸烟嗜酒，伤损脾胃，脾失运化，湿热内生，故呃逆不止，并伴有头胀痛，口臭口苦，舌红，苔黄厚，脉滑数。方中以木香、乌药解郁顺气，枳壳、沉香、槟榔宽中降气，柿蒂、代赭石降逆止呕，陈皮、半夏化湿和胃。患者服用上述药物 3 剂后，并配合刺激呼吸道的方法，呃逆即止。

十、胃痛

胃痛，又称胃脘痛。病因主要为外感寒邪、饮食所伤、情志不遂、脾胃虚弱等。基本病机为胃气阻滞、胃络瘀阻、胃失所养。胃痛的治疗以理气和胃止痛为基本原则。旨在疏通气机，恢复胃腑和顺通降之性，通则不痛，从而达到止痛的目的。胃痛属实者，治以祛邪为主，根据寒凝、食停、气滞、郁热、血瘀、湿热的不同，分别用温胃散寒、消食导滞、疏肝理气、泻热和胃、活血化瘀、清热化湿诸法；属虚者，治以扶正为主，根据虚寒、阴虚之异，分别用温中益气、养阴益胃之法；虚实并见者，则扶正祛邪之法兼而用之。

（一）内治

基本方：姜半夏 10g，厚朴 12g，木香 12g，香附 12g，高良姜 12g，佛手 12g，陈皮 12g，白术 12g。

若暴饮暴食后，胃脘疼痛，胀满不消，疼痛拒按，呕吐不消化食物，吐后痛减，舌苔厚腻，脉滑有力，此为饮食停滞，加山楂、神曲、莱菔子、茯苓、鸡内金。若胃脘胀满，攻撑作痛，胸闷，得嗳气、矢气则舒，遇烦恼郁怒则痛作或痛甚，苔薄白，脉弦，为肝气犯胃，加柴胡、白芍、川芎、枳壳。

若胃脘灼痛，痛势急迫，心烦易怒，泛酸嘈杂，口干口苦，舌红少苔，脉弦数，为肝胃郁热，加柴胡、白芍、薄荷、牡丹皮、栀子、黄连。若胃脘疼痛，痛如针刺刀割，痛有定处，按之痛甚，黑便，舌质紫暗或有瘀斑，脉涩，为瘀血停滞，加五灵脂、蒲黄、丹参、川芎。

若胃脘灼热疼痛，嘈杂泛酸，口干口苦，口甜黏浊，身重肢倦，大便不畅，舌苔黄腻，脉象滑数，此为脾胃湿热，加黄连、栀子、茯苓、白豆蔻。若胃脘隐隐灼痛，似饥而不欲食，口燥咽干，口渴思饮，舌红少津或光剥无苔，脉细数，此为胃阴亏虚，加沙参、麦冬、生地黄、玉竹、芍药、甘草。

若胃痛隐隐，绵绵不休，冷痛不适，喜温喜按，空腹痛甚，泛吐清水，手足不温，大便溏薄，舌淡苔白，脉虚弱，此为脾胃虚寒，加黄芪、桂枝、生姜、茯

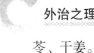

苓、干姜。

（二）外治

1. **按摩**　选穴：中脘、内关、合谷、足三里、三阴交。方法：用食、中、无名、小指指腹着力，抚摩胃脘疼痛处，动作缓慢轻柔，以舒适为度，约 3 分钟；按揉中脘、天枢穴各 3 分钟；手掌紧贴两侧胁部，作前后往返摩擦，以发热为度，约 50 次；用手掌掌面着力，抚摩腹部，使腹部有温热感，约 3 分钟；按揉内关、合谷、足三里、三阴交穴各 3 分钟。

2. **督灸**　处方：艾叶 30g，生姜 750g，附子 100g，打碎混匀调糊。方法：患者取俯卧位，在督脉大椎到腰俞之间撒艾叶、生姜、附子，上方置三角锥形艾炷，点燃艾炷头、身、尾 3 处，使其自燃自灭。适用于辨证为脾胃虚寒的患者。

3. **穴位贴敷**　取穴：上脘、中脘、下脘、足三里。方法：根据患者临床表现，辨证选用处方。肝气犯胃证贴敷处方：丁香 6g，干姜 12g，白芷 15g，吴茱萸 9g。脾胃虚寒证贴敷处方：干姜 9g，肉桂 15g，制附子 6g。脾胃湿热证贴敷处方：黄连 12g，木香 12g，栀子 12g。胃阴亏虚证贴敷处方：吴茱萸 12g，延胡索 15g。瘀血停滞证贴敷处方：川芎 12g，香附 9g，延胡索 15g。将方药研为细末混匀，调成糊状，把调好的中药糊摊在医用敷贴圆圈内，每 3～4 天贴敷 1 次，以个人皮肤耐受程度为主，每次贴 2～4 小时，共贴敷 3 次。

4. **拔罐**　患者取俯卧位或平卧位，清洁拔罐部位；纱布蘸 75%乙醇，用止血钳夹紧纱布后点燃，在火罐里环绕一圈，然后迅速将罐扣在背部皮肤上；留罐 10 分钟。取穴：手阳明大肠经和足阳明胃经，采用背部脏俞穴、循经取穴及阿是穴。每周拔罐 3 次，两组经络交替使用，共治疗 2 周。

（三）典型病案

吕某，男，57 岁，2019 年 5 月 15 日就诊。主诉：反复发作性胃痛 2 年，加重 3 天。患者于 2 年前出现胃部疼痛，饥饿时明显，曾间断口服奥美拉唑，效果一般。曾于当地医院行胃镜检查示：糜烂性胃炎。3 天前家庭聚餐后出现胃部疼痛加重，胀闷不适，反酸恶心，并有口苦，饮食、睡眠可，大小便可，于当地诊所应用奥美拉唑静脉滴注，效果差。平素喜食辛辣、肥甘。剑突下压痛，腹软，无压痛及反跳痛。舌红，苔黄厚，脉滑数。胃镜示：糜烂性胃炎。中医诊断：胃痛。证候诊断：湿热中阻。西医诊断：糜烂性胃炎。治法：清化湿热，理气和胃。内服方：黄连 15g，栀子 12g，茯苓 15g，白豆蔻 12g，姜半夏 10g，厚朴 12g，木香 12g，香附 12g，陈皮 12g，白术 12g，甘草 6g。7 剂，水煎服，每日 1 剂，早、晚饭后温服。外治法：穴位选用足三里、上脘、中脘、下脘、神阙、脾俞。贴敷处方：黄连9g，木香9g，延胡索6g，栀子9g。将方药研为细末混匀，调成糊状，把调好的中药糊摊在空敷贴圆圈内，每3~4天贴敷1次，以个人皮肤耐受程度为主，每次贴2~4小时。

5月22日二诊：服用上述药物7剂，胃痛症状消失，胃脘部胀闷减轻，口苦好转，二便可，舌淡红，苔白腻，脉滑。上方去黄连，加藿香12g，佩兰9g，根据患者临床表现，穴位贴敷方调整为黄连6g，栀子6g，木香9g，延胡索9g。随访1个月，患者胃痛未再发作。

按：胃痛多由外感寒邪、饮食所伤、情志不畅和脾胃素虚等病因而发。该患者平素饮食不节，嗜食辛辣及肥甘，辛辣性温，肥甘厚腻多滋腻。若长期如此，导致脾胃受损，日久脾胃蕴湿生热，中焦气机不利，导致胃痛。全方以黄连、栀子清热燥湿，半夏、茯苓、豆蔻、白术健脾祛湿，陈皮、厚朴、甘草理气和中，木香、香附行气止痛。同时根据患者的临床表现予穴位贴敷治疗。二诊时患者仍有胃脘部胀闷症状，提示湿邪未除，去掉黄连，加用藿香、佩兰加强化湿之功。同时调整穴位贴敷方药，以加强化湿之功。

十一、胁痛

胁痛是一种以胁肋部疼痛为主要临床表现的病证。西医多种疾病如急慢性肝炎、肝硬化、肝寄生虫病、肝癌、急性胆囊炎、慢性胆囊炎、胆石症、慢性胰腺炎、胁肋外伤及肋间神经痛等均可以胁痛为主症。

胁痛主要责之于肝胆。因为肝位居于胁下，其经脉循行两胁，胆附于肝，与肝呈表里关系，其脉亦循于两胁。肝为刚脏，主疏泄，性喜条达；主藏血，体阴而用阳。若情志不舒，饮食不节，久病耗伤，劳倦过度，或外感湿热等病因，累及肝胆，导致气滞血瘀，湿热蕴结，肝胆疏泄不利，或肝阴不足，络脉失养，即可引起胁痛。胁痛，其痛或发于一侧，或同时发于两胁。疼痛性质可表现为胀痛、窜痛、刺痛、隐痛，多为拒按，间有喜按者。常反复发作，一般初起疼痛较重，久之则胁肋部隐痛时发。

（一）内治

1. 实证　基本方：柴胡12g，香附12g，郁金10g，枳壳12g，川芎15g，白芍15g，甘草6g，延胡索12g，青皮12g，陈皮12g，川楝子9g，黄芩10g。

加减：气郁化火，症见心烦急躁，口干口苦，尿黄便干，舌红苔黄，脉弦数，酌加栀子、龙胆草等清肝之品。瘀血阻络，症见胁肋刺痛，痛处固定而拒按，疼痛持续不已，入夜尤甚，或胁下有积块，或面色晦暗，舌质紫暗，脉沉弦，加桃仁、红花、当归、赤芍活血化瘀、通络散结。

湿热蕴结，症见胁肋胀痛，触痛明显而拒按，或引及肩背，伴有脘闷纳呆、恶心呕吐，厌食油腻，口干口苦，腹胀尿少，或有黄疸，舌苔黄腻，脉弦滑，加用龙胆草、栀子清肝泻火，泽泻、车前子清热利湿。若便秘，腹胀满者为热重于湿，肠中津液耗伤，可加大黄、芒硝以泻热通便存阴。若白睛发黄，尿黄，发热口渴者，可加茵陈、黄柏、金钱草以清热除湿、利胆退黄。久延不愈者，可加三棱、莪术、丹参、当归尾等活血化瘀。

2. **虚证** 基本方：枸杞子 20g，生地黄 15g，熟地黄 15g，当归 12g，沙参 15g，柴胡 12g。

加减：若两目干涩，视物昏花，可加草决明、女贞子、桑椹；头晕目眩甚者，可加钩藤、天麻、菊花；若心中烦热，口苦甚者，可加栀子、丹参。

（二）外治

方法 1：莱菔子 15g，桃仁 15g，藿香 15g，生姜 30g。共捣烂后加热，外敷贴于痛处。

方法 2：香附 30g，延胡索 30g，青皮 15g，陈皮 15g，大黄 10g，柴胡 15g，红花 15g，川芎 15g，共研粗末备用，粗盐 250g。药末与粗盐混合后炒热，外敷贴于痛处。

（三）典型病案

王某，女，53 岁，农民，2018 年 1 月 11 日就诊。主诉：右胁疼痛半年。患者半年前与其子女生气后出现右胁疼痛，曾服疏肝理气药，效果欠佳。近日胁痛加剧，情绪不佳，并伴口苦咽干，心中烦热，多梦易醒，大便干结，形体消瘦，绝经 1 年余。诊见肝大，下缘在肋下 3cm，肝功能正常，"肝炎六型"正常。舌暗红，苔薄黄，脉弦细。诊断：胁痛（肝郁阴虚）。治以疏肝解郁、滋阴养血为主。内服方：枸杞子 20g，生地黄 15g，熟地黄 15g，当归 12g，沙参 15g，柴胡 12g，栀子 6g，丹参 15g。5 剂，水煎服，每日 1 剂，早、晚饭后温服。外治方：香附 30g，延胡索 30g，青皮 15g，陈皮 15g，大黄 10g，柴胡 15g，红花 15g，川芎 15g，共研粗末备用，粗盐 250g。药末与粗盐混合后炒热，外敷贴于痛处。每日 1 次。

1 月 16 日二诊：内外合治 5 天后患者自觉两胁疼痛明显减轻，心中烦热好转，效不更方，再治疗 14 天后，患者胁痛及口苦口干消失，嘱其注意情绪，避免劳累。

随访半年，胁痛未见复发。

按：本证因肝郁气阻胁肋，脉络不畅，肝郁化热，怒火使肝气升发，木火过旺，阴血暗耗。治宜疏肝解郁、滋阴养血，并注意滋肾水以涵肝木，佐以清泻火热，则肝木自达。左老师配合中药外用，以增强疏肝止痛、活血通络的功效。内治、外治相互配合，可使肝阴得养，肝气得舒，肝络得畅，肝火得消，从而达到从根本病机上治疗胁痛的目的。

十二、腹痛

腹痛是一种以胃脘以下、耻骨毛际以上部位疼痛为主要临床表现的脾胃肠病证。多种原因导致脏腑气机不利，经脉气血阻滞，脏腑经络失养，皆可引起腹痛。内科腹痛作为临床常见症状，可见于西医的许多疾病，如急慢性胰腺炎、胃肠痉挛、不完全性肠梗阻、结核性腹膜炎、腹型过敏性紫癜、肠易激综合征、肠系膜血管炎、肠系膜淋巴结炎等，均以腹痛为主要表现。

腹痛的病因病机不外寒热虚实，但常常相互联系，相互影响，相因或相兼为病，病变复杂。如寒邪客久，郁而化热，可致热结腹痛；气滞日久，可成血瘀腹痛等。腹痛的部位在腹部，病位或在脾，或在肠，或在气在血，或在经脉，需视具体病情而定，所在不一。形成本病的基本病机是脏腑气机不利，经脉气血阻滞，脏腑经络失养，不通则痛。疼痛性质可表现为隐痛、胀痛、冷痛、灼痛、绞痛、刺痛等，腹部外无胀大之形，腹壁按之柔软，可有压痛，但无反跳痛，其痛可呈持续性，亦可时缓时急，时作时止，或反复发作。疼痛的发作和加重常与饮食、情志、受凉、劳累等诱因有关。起病或缓或急，病程有长有短，常伴有腹胀、嗳气、矢气，以及饮食、大便异常等脾胃症状。

肠腑以通为顺，以降为和，肠腑病变当通利，因势利导，使邪有出路，痛则不通，通则不痛，腑气得通，腹痛自止。故腹痛的治疗以"通"为大法。但通常所说的治疗腹痛的通法属广义的"通"，并非单指攻下通利，而是在辨明寒热虚实而辨证用药的基础上适当辅以理气、活血、通阳等疏导之法进行辨证论治，实则泻之，虚则补之，热者寒之，寒者热之，滞者通之，瘀者散之，以求标本兼治。

（一）内治

1. 实证　基本方：白芍 15g，甘草 6g，木香 12g，陈皮 12g，白芷 15g。

加减：症见腹痛急起，剧烈拘急，得温痛减，遇寒尤甚，恶寒身蜷，手足不温，口淡不渴，小便清长，大便可，苔薄白，脉沉紧，此为寒邪内阻，加高良姜、干姜、乌药、桂枝。症见腹部胀痛，痞满拒按，得热痛增，遇冷则减，胸闷不舒，烦渴喜冷饮，大便秘结，或溏滞不爽，身热自汗，小便短赤，苔黄燥或黄腻，脉滑数，此为湿热积滞，加大黄、芒硝、厚朴、枳实、黄芩、莱菔子。

症见脘腹疼痛，胀满不舒，痛引两胁，时聚时散，攻窜不定，得嗳气、矢气则舒，遇忧思恼怒则剧，苔薄白，脉弦，此为气机郁滞，加柴胡、枳壳、香附、郁金、川楝子。症见腹痛如锥如刺，痛势较剧，腹内或有结块，痛处固定而拒按，经久不愈，舌质紫暗或有瘀斑，脉细涩，此为瘀血阻滞，加当归、川芎、赤芍、丹参、三七粉、五灵脂、蒲黄。

2. 虚证　基本方：白芍 15g，甘草 6g，桂枝 12g，黄芪 30g，茯苓 15g，砂仁 6g（后下），党参 15g，木香 12g。

加减：若产后或失血后，证见血虚者，可加当归养血止痛；食少，饭后腹胀者，可加谷芽、麦芽、鸡内金健胃消食；大便溏薄者，可加芡实、山药健脾止泻；若寒偏重，症见形寒肢冷、肠鸣便稀、手足不温者，则用附子理中汤温中散寒止痛；腰酸膝软、夜尿增多者，加补骨脂、肉桂温补肾阳。

（二）外治

1. 温熨

方法 1：粗食盐 500g 或麦麸 250g，任选一种，放锅内炒热，布包，温熨腹部，按由上而下、由右至左的顺序，冷则易之。功能温经通络，主治寒性腹痛。

方法 2：莱菔子 150g（打碎），生姜 60g（切碎），葱连根须 100g（切碎），白酒 100mL。上药放锅内炒热，将白酒洒在上面，布包，温熨腹部，按由上而下、由右至左的顺序，冷则易之。功能理气止痛，主治气滞腹痛。

方法 3：川椒 30g，乌梅 20g，大黄 10g，黄芩 15g。上药放锅内炒热，布包，温熨脐部或痛处，冷则易之。功能理气散寒止痛，主治虫积腹痛。

2. 脐疗　处方：肉桂、丁香、小茴香、吴茱萸各等份研末，生姜适量。取上药适量与生姜共捣烂，揉成团或饼状，敷脐，固定 4～6 小时取下。功能温经散寒，主治虚寒型腹痛。

3. 足浴　处方：当归 20g，桂枝 15g，白芷 15g，艾叶 15g，吴茱萸 15g，川椒 10g，细辛 10g，牛膝 15g，延胡索 15g，鸡血藤 15g。水煎 2 次，取汁 1500mL，足浴，每次半小时，每日 2 次，连用 5 天。可治疗原发性痛经腹痛及虚寒性腹痛。

（三）典型病案

李某，男，44 岁，2019 年 10 月 8 日就诊。主诉：腹痛 10 余天。患者 10 余天前进食生冷后出现脐周疼痛，疼痛呈发作性，受凉后加重，温敷后减轻，饮食较前减少，睡眠可，小便可，大便不成形。查腹平软，腹部压痛，无反跳痛，肝脾未扪及肿大。腹部肠系膜彩超提示：肠系膜淋巴结炎。舌质淡白，苔白厚，脉沉紧。考虑诊断：腹痛（寒邪内阻）。治法：温中散寒止痛。内服方：干姜 15g，桂枝 9g，乌药 9g，高良姜 15g，白芍 15g，甘草 6g，木香 12g，陈皮 12g，白芷 15g。7 剂，水煎服，每日 1 剂，早、晚饭后温服。外治法：粗食盐 500g，放锅内炒热，布包，温熨腹部，每日 3 次。

10 月 15 日二诊：患者腹部疼痛减轻，疼痛发作次数减少，大便渐渐成形，饮食、睡眠尚可，小便可。继续治疗 7 天后症状消失，查腹部肠系膜彩超淋巴结已无明显肿大。

按：腹痛主要为外感时邪、饮食不节、情志失调及素体阳虚等导致气机郁滞、络脉痹阻或经络失养、气血运行不畅所致。此患者进食生冷后出现腹痛，并伴有大便不成形，且于受凉后加重，得热后减轻，结合舌脉，可知患者为寒邪内阻，气机郁滞，不通则痛，治以温中散寒止痛为主。予以内服温中散寒中药，从内而治寒邪；再配合热敷外治，使温热从外而入，可有效温通腹部，散中焦寒邪。

十三、泄泻

泄泻是一种以大便次数增多，粪质稀薄，甚至泻出如水样为临床特征的脾胃肠病证。泄与泻在病情上有一定区别，粪出少而势缓，若漏泄之状者为泄；粪大出而势直无阻，若倾泻之状者为泻，然近代多泄、泻并称，统称为泄泻。西医学中的多种疾病，如急慢性肠炎、肠结核、肠易激综合征、吸收不良综合征等属于泄泻的范畴。

泄泻的病因有外感、内伤之分，外感之中湿邪最为重要，脾恶湿，外来湿邪最易困阻脾土，致脾失健运，升降失调，水谷不化，清浊不分，混杂而下，形成泄泻。其他诸多外邪只有与湿邪相兼，方能致泻。内伤当中脾虚最为关键，泄泻的病位在脾胃肠，脾胃为泄泻之本，脾主运化水湿，脾胃当中又以脾为主，脾病脾虚，健运失职，清气不升，清浊不分，自可成泻。其他诸如寒、热、湿、食等内、外之邪，以及肝肾等脏腑病变所致的泄泻，都只有在伤脾的基础上，导致脾失健运时才能引起泄泻。同时，在发病和病变过程中外邪与内伤，外湿与内湿之间常相互影响，外湿最易伤脾，脾虚又易生湿，互为因果。本病的基本病机是脾虚湿盛致使脾失健运，大小肠传化失常，升降失调，清浊不分。脾虚湿盛是导致本病发生的关键因素。

泄泻以大便清稀为临床特征，或大便次数增多，粪质清稀；或便次不多，但粪质清稀，甚至如水状；或大便清薄，完谷不化，便中无脓血。泄泻之量或多或少，泄泻之势或缓或急。常兼有脘腹不适、腹胀腹痛肠鸣、食少纳呆、小便不利等症状。起病或缓或急，常有反复发作史。常由外感寒、热、湿邪，内伤饮食、情志、劳倦、脏腑功能失调等诱发或加重。

根据泄泻脾虚湿盛、脾失健运的病机特点，治疗应以运脾祛湿为原则。急性泄泻以湿盛为主，重用祛湿，辅以健脾，再依寒热的不同，分别采用温化寒湿与清化湿热之法。兼夹表邪、暑邪、食滞者，又应分别佐以疏表、清暑、消导之剂。慢性泄泻以脾虚为主，当予运脾补虚，辅以祛湿，并根据不同证候，分别施以益气健脾升提、温肾健脾、抑肝扶脾之法，久泻不止者尚宜固涩。同时还应注意急性泄泻不可骤用补涩，以免闭留邪气；慢性泄泻不可分利太过，以防耗伤津气；清热不可过用苦寒，以免损伤脾阳；补虚不可纯用甘温，以免助湿。若病情处于寒热虚实兼夹或互相转化时，当随证而施治。

（一）内治

1. 湿阻　基本方：苍术 15g，白术 15g，茯苓 15g，陈皮 12g，厚朴 12g，紫苏梗 12g，白豆蔻 10g。

加减：表邪偏重者可加藿香、防风，寒湿偏重者可加附子、干姜，湿热偏重者加葛根、黄芩、马齿苋、薏苡仁，伤食者加焦三仙。

2. 脾肾虚　基本方：党参 15g，白术 15g，茯苓 15g，肉豆蔻 10g，陈皮 10g，莲子肉 10g，黄芪 30g，补骨脂 10g。

加减：若脾阳虚衰，阴寒内盛，症见腹中冷痛，喜温喜按，手足不温，大便腥秽者，可用附子理中汤以温中散寒。若久泻不愈，中气下陷，症见短气肛坠，时时欲便，解时快利，甚则脱肛者，可用补中益气汤，减当归，并重用黄芪、党参以益气升清、健脾止泻。若五更腹泻，肠鸣即泻，泻下完谷，泻后即安，小腹冷痛，形寒肢冷，腰膝酸软者，加用吴茱萸、补骨脂温补脾肾。

3. 肝郁　基本方：白芍 15g，白术 15g，陈皮 15g，防风 10g，柴胡 18g，枳壳 10g，香附 9g。

加减：若肝阴不足，并见口干口苦，目赤多秽，舌红脉细者，加用沙参、当归；若合并胆腑湿热，症见口苦口黏，泻下臭秽，舌苔厚腻，脉弦滑者，则加用黄芩、藿香、青蒿。

（二）外治

1. 灸法　选穴：神阙、气海、天枢、足三里等穴。方法：施温和灸，艾条距皮肤5cm为宜，以局部皮肤潮红为度，每次30分钟，每日1次，连用10天。用于治疗脾虚型泄泻。

2. 穴位贴敷　处方：葛根、黄芩、黄连、甘草按2∶2∶1∶1比例，共研细末备用。方法：取适量药粉加适量黄酒制成药饼，贴敷于神阙及双侧脾俞穴。每次4～6小时，每日1次，连用3天。用于治疗湿热泻。

3. 脐疗　处方：丁香、肉桂、白芍、炮姜等份，研细末。方法：将药末与凡士林调成饼，贴于脐部，睡前贴敷固定，次日晨起取下，每日1次，10天为1个疗程。用于治疗慢性腹泻。

4. 推拿　根据泄泻的证型，寒湿泻，重用补脾胃经；湿热泻，重用推六腑、清脾胃经、清大小肠、揉天枢，加推天河水；伤食泻，重用清大肠、补脾经等推拿手法。适用于泄泻急性期的治疗。

5. 灌肠

方法1：党参、白术、茯苓、葛根、黄芩各15g，黄连10g，甘草6g。水煎2次，取汁300mL，早、晚各150mL进行灌肠。适用于湿热型腹泻。

方法2：补骨脂15g，五味子10g，肉豆蔻10g，吴茱萸10g，人参12g，当归10g，炒白术15g，白芍15g，香附10g，制附子10g，肉桂9g，干姜10g，罂粟壳5g，煨诃子10g，车前子15g，泽泻12g。水煎2次，取汁300mL，早、晚各150mL进行灌肠。适用于脾肾虚泄。

（三）典型病案

孙某，女，48岁，2017年5月20日就诊。主诉：腹泻、腹痛1年。患者1年前因生气后出现腹泻，腹痛，每日大便3～4次，质稀，不成形，泻后痛减，多处就诊，应用具体药物不详，时轻时重，且因情绪变化而加重。来诊症见：腹泻，腹痛，大便不成形，嗳气，胁胀，矢气多，时反酸，脘腹胀痛，纳可，眠一般，小便调。查腹部彩超未见明显异常。粪便常规加潜血示阴性。诊断：泄泻（肝郁脾虚）。治法：抑肝健脾，涩肠止泻。内服方：炒白术15g，陈皮12g，白芍12g，防风12g，党参15g，肉豆蔻15g，柴胡12g，木香12g，茯苓15g，炒山药15g，香附9g。7剂，水煎服，每日1剂，早、晚饭后温服。外治法以脐疗为主。处方：丁香、肉桂、白芍、炮姜、香附等份，研细末。将药末与凡士林调成饼，贴于脐部，睡前贴敷固定，次日晨起取下，每日1次，连用7天。嘱患者禁食生冷、辛辣、油炸、厚腻之物。

5月27日二诊：患者服药后腹泻、腹痛较前减轻，大便次数每日2～3次，食欲改善，内治、外治同前，继用1周。

6月3日三诊：腹泻、腹痛症状明显改善，已无水样便，大便次数减少，内服方加炒麦芽15g，脐疗改为隔日1次，继服1周。

6月10日四诊：患者症状已不明显，大便每日1～2次，无腹痛，饮食、睡眠均改善。要求继续脐疗2周，以巩固疗效。

按：患者情志失调，肝气郁结，气机升降失调，肝气横犯脾胃，导致脾胃运化失常，故出现腹泻腹痛；肝气不舒，故胁胀；脾胃受制，则嗳气食少；舌质淡，苔薄白，脉弦缓，均为肝旺脾虚之象。治以抑肝扶脾、涩肠止泻。内服方用痛泻要方加减。方中白术健脾燥湿，陈皮理气醒脾，白芍养血柔肝，防风升清止泻，党参、茯苓、山药益气健脾开胃，加肉豆蔻涩肠止泻，柴胡、木香疏肝理气止痛，后加炒麦芽消食除胀。全方补脾胜湿以止泻，柔肝理气以止痛，使脾健肝柔，痛泻自止。患者腹痛腹泻，泻后痛减，病在肝脾，外治以脐疗辅助，共奏健脾理气之效。因情绪因素，致使胃肠功能紊乱，只要辨证正确，内外结合，此类患者屡用屡效。

十四、便秘

便秘是一种由于大肠传导功能失常导致的以大便排出困难，排便时间或排便间隔时间延长为临床特征的大肠病证。便秘既是一种独立的病证，也是一个在多种急慢性疾病过程中经常出现的症状。

便秘的病因是多方面的，主要有外感寒热之邪，内伤饮食、情志，病后体虚，阴阳气血不足等。本病病位在大肠，并与脾、胃、肺、肝、肾密切相关。脾虚传送无力，糟粕内停，致大肠传导功能失常，而成便秘；胃与肠相连，胃热炽盛，下传大肠，燔灼津液，大肠热盛，燥屎内结，可成便秘；肺与大肠相表里，肺之燥热下移大肠，则大肠传导功能失常，而成便秘；肝主疏泄气机，若肝气郁滞，则气滞不行，腑气不能畅通；肾主水液而司二便，若肾阴不足则肠道失润，若肾阳不足则大肠失于温煦而传送无力，大便不通，均可导致便秘。便秘总以虚实为纲，冷秘、热秘、气秘属实，阴阳气血不足所致的则属虚秘。虚实之间可以转化，可由虚转实，可因虚致实，而虚实并见。归纳起来，形成便秘的基本病机是邪滞大肠，腑气闭塞不通，或肠失温润，推动无力，导致大肠传导功能失常。

综合临床各型，临床表现为粪质干硬，排出困难，排便时间、排便间隔时间延长，大便次数减少，常三五日、七八日，甚至更长时间解一次大便，每次解大便常需半小时或更长时间，常伴腹胀腹痛、头晕头胀、嗳气食少、心烦失眠等症；或粪质干燥坚硬，排出困难，排便时间延长，常由于排便努挣导致肛裂出血，日久还可引起痔疮，而排便间隔时间可能正常；或粪质并不干硬，也有便意，但排便无力，排出不畅，常需努挣，排便时间延长，多伴有汗出、气短乏力、心悸头晕等症状。由于燥屎内结，可在左下腹扪及质地较硬的条索状包块，排便后消失。本病起病缓慢，多属慢性病变过程，多发于中老年和女性。

（一）内治

基本方：厚朴 6～15g，枳实 6～15g，麻子仁 15～30g，桃仁 6～15g，大黄 3～15g，槟榔 10～15g，莱菔子 10～15g，白芍 6～15g。方中厚朴、枳实、槟榔、莱菔子行气导滞通便；大黄泻热通便；麻子仁、桃仁润肠通便；白芍养阴和营缓急。内服方以理气导滞、润肠通便为主。针对寒热虚实不同，左老师强调两点：基本方可用于临床各型，但剂量当随证变化；根据寒热虚实不同当加减应用。

加减：胃肠积热，症见大便干结，腹胀腹痛，面红身热，口干口臭，心烦不安，小便短赤，舌红苔黄燥，脉滑数，加大大黄用量以通腑泻热。

气机郁滞，症见大便干结，或不甚干结，欲便不得出，或便而不畅，肠鸣矢气，腹中胀痛，胸胁满闷，嗳气频作，饮食减少，舌苔薄腻，脉弦，基本方中行气药用量加大。

阴寒积滞，症见大便艰涩，腹痛拘急，胀满拒按，胁下偏痛，手足不温，呃逆呕吐，舌苔白腻，脉弦紧，基本方加附子、干姜、小茴香以增散寒之功。

气虚便秘，症见粪质并不干硬，也有便意，但临厕排便困难，需努挣方出，汗出短气，便后乏力，体质虚弱，面白神疲，肢倦懒言，舌淡苔白，脉弱，基本方加益气之黄芪、白术、太子参。

血虚便秘，症见大便干结，排出困难，面色无华，心悸气短，健忘，口唇色淡，脉细，基本方中加当归、生地黄、制何首乌滋阴养血。

阴虚便秘，症见大便干结，如羊屎状，形体消瘦，头晕耳鸣，心烦失眠，潮热盗汗，腰酸膝软，舌红少苔，脉细数，基本方中行气药取中量，加玄参、麦冬、石斛、生地黄滋阴润肠、生津通便。

阳虚便秘，症见大便或干或不干，皆排出困难，小便清长，面色㿠白，四肢不温，腹中冷痛，得热痛减，腰膝冷痛，舌淡苔白，脉沉迟，基本方中加肉苁蓉、牛膝、菟丝子温补肾阳、润肠通便。

（二）外治

1. 穴位贴敷

方法 1：大黄、牵牛子按 1∶1 比例研末备用，蜂蜜适量。用时以蜂蜜调药粉成饼，贴于神阙、双侧天枢、双侧大肠俞，24 小时换药 1 次，3 次为 1 个疗程。主治各型便秘。

方法 2：用生牵牛子 4 粒，分别贴在上脘、中脘、下脘、水分四穴上，多次按压，每次贴 12 小时，隔日 1 次，7 次为 1 个疗程。

方法 3：大黄、厚朴按 1∶1 比例研末备用。用温水调药末成团或饼，贴于神阙，睡前敷，白天取下，6 天为 1 个疗程。

2. 摩腹点穴　用指压点穴加按摩治疗。

方法 1：顺时针方向慢揉小腹 5 分钟，再用力按压关元、天枢穴各 1 分钟，循环 4 次；再按摩足三里穴 10 分钟。

方法 2：按摩足太阳膀胱经背部诸穴，以及中脘、天枢、大横、气海、关元、合谷、外关、足三里、丰隆、三阴交、太白等穴。

3. 灌肠　处方：厚朴 10g，枳实 10g，木香 10g，芒硝 15g。水煎 15mL 灌肠。用于实热证，大便数日未排难下者。

4. 足浴　处方：大黄 10g，甘遂 5g，牵牛子 15g，芒硝 15g。前 3 味水煎 2 次取汁，加入芒硝溶解，温度适宜时足浴。每日 1 剂，每日 2 次，原液温后再用。功能攻积导滞，主治实热便秘。

（三）典型病案

张某，女，68 岁，2018 年 3 月 2 日就诊。主诉：大便秘结 5 年。患者于 5 年前中风卧床后出现大便秘结，大便 5 天一行，便干难解，曾应用复方芦荟胶囊治疗 4 年，后因肠镜发现结肠黑变病而停用。停用复方芦荟胶囊后患者便秘加重，曾间断口服乳果糖等药物，效果不佳。现仍大便干结，已 5 天未解，腹部胀闷，进食较少，肠鸣减弱。舌质暗红，舌苔干少，脉弦细无力。诊断：便秘（气阴两虚）。治法：益气养阴，行气通便。内服方：厚朴 9g，枳实 6g，麻子仁 15g，桃仁 10g，莱菔子 15g，白芍 15g，人参 9g，黄芪 15g，麦冬 12g，生地黄 12g，玄参 12g。14 剂，水煎服，每日 1 剂，早、晚饭后温服。外治法：摩腹点穴。顺时针方向慢揉小腹 5 分钟，再用力按压关元、天枢穴各 1 分钟，连续做 4 个循环。三餐前后半小时各做 1 次。并鼓励患者多食蔬菜及含膳食纤维较高食物，养成每日排便习惯，加强康复锻炼。

3月16日二诊：患者大便频次较前改善，每3日1次，便质较前变软，进食亦较前改善，舌质暗红，苔较前变润，脉弦细。效不更方，继续治疗半月。

3月31日三诊：患者大便已能隔日1次，大便稍干结，进食基本正常。中药改为隔日1剂口服，继续坚持摩腹点穴。

按：患者老年女性，气阴本虚，中风之后，活动减少，胃肠蠕动减少，肠腑传导功能下降，加之患者因中风行动不方便，减少了自我排便行为。大便留滞肠道日久，阴津亏少，则见干结难排。治疗当行气以鼓风扬帆，益气以增风力，养阴以增水行舟。配合摩腹点穴及康复锻炼以促进肠道蠕动，故能事半功倍，效如桴鼓。

十五、肠痈

肠痈包括今之急慢性阑尾炎、阑尾周围脓肿等，是一种常见的外科急腹症。临床以转移性右下腹压痛、肌紧张、反跳痛为特征。

本病多由进食厚味、恣食生冷和暴饮暴食等，以致脾胃受损，胃肠传化功能不利，气机壅塞而成；或因饱食后急暴奔走，或跌仆损伤，导致肠腑血络损伤，瘀血凝滞，肠腑化热，瘀热互结，致血败肉腐而成痈脓。

（一）内治

基本方：金银花20g，败酱草15g，大黄15g，牡丹皮12g，桃仁12g，冬瓜子30g，薏苡仁30g，蒲公英30g，泽兰15g，当归12g，益母草30g，苍术15g。随证加减。

（二）外治

肠痈的治疗方法主要为内治法，但外治疗效十分确切。外治法主要有中药外敷及中药灌肠。可单独使用外治或配合内治。

1. 外敷

方法1：上述内服方，水煎煮2次取汁，趁热将药渣用布包裹，敷于患处，每次约半小时，每日2次，凉后可加热再用。

方法2：大黄、败酱草、蒲公英、延胡索各15g，芒硝50g。水煎前4味，取汁约300mL，将芒硝加入药汁中溶解，用毛巾蘸药汁外敷患处，每日2次。

2. 灌肠　处方：金银花15g，厚朴15g，木香15g，牡丹皮12g，桃仁10g，大黄15g（后下），芒硝20g（冲化），败酱草15g。水煎2次，取汁约400mL，分

2 次保留灌肠。

（三）典型病案

夏某，女，27 岁，2019 年 2 月 11 日就诊。主诉：腹痛 2 天。患者 2 天前食用冰箱剩饭后突发少腹疼痛，痛不可忍，并于夜间呕吐酸苦水，连吐 3 次，继而寒战高热，遂于当地医院急诊就诊，查彩超示阑尾增粗，考虑诊断为急性阑尾炎，建议手术治疗，但患者不愿接受手术治疗，遂转我院就诊。患者入住我院后予抗感染治疗，呕吐未再出现，但仍有腹痛及发热，故要求中医治疗。初诊症见：患者腹痛，右下腹部痛甚，按之痛加剧，右下腹肌肉紧张，右下肢蜷曲，发热而不恶寒，面色赤红如醉，恶心，不思进食，2 日未大便，脉沉滑而数，舌苔黄腻。诊断：肠痈（热毒瘀滞）。治疗当以泻热解毒、化瘀通利为主。内服方：金银花 20g，败酱草 15g，大黄 15g，牡丹皮 12g，桃仁 12g，冬瓜子 30g，薏苡仁 30g，蒲公英 30g，泽兰 15g，当归 12g，益母草 30g，苍术 15g。2 剂，水煎服，每日 1 剂，分早、中、晚 3 次空腹温服。外治方：大黄、败酱草、蒲公英、延胡索各 15g，芒硝 50g。水煎前 4 味，取汁约 300mL，将芒硝加入药汁中溶解，用毛巾蘸药汁外敷患处，每日 2 次。

2 月 13 日二诊：治疗 2 天，泻下 4 次，腹痛减轻，按之软，但仍肠鸣不适，胃呆纳少，苔薄白，脉滑。此乃肠道炎肿虽消，而吸收能力尚未恢复，再宗前义，佐以和胃之品。内服方在前方基础上大黄减量为 5g，加炒谷芽 12g，炒神曲 9g，橘皮 6g，炙甘草 5g。水煎服，每日 1 剂，分早、晚空腹温服。连用 3 天。外治法同前。

2 月 16 日三诊：患者腹痛痊愈，但大便里急后重，食欲不振，面红转淡，已无发热，脉转沉濡，已无数象，苔淡黄而腻。考虑胃肠湿热停滞未尽。内服方暂不调整。外治法调整为灌肠治疗，金银花 15g，厚朴 15g，木香 15g，牡丹皮 12g，桃仁 10g，大黄 5g（后下），芒硝 10g（冲化），败酱草 15g，黄连 15g，黄芩 15g。每日 1 剂，水煎 2 次，取汁约 400mL，分 2 次保留灌肠。连用 3 天。

2 月 19 日四诊：患者无腹痛，无发热，大便已无里急后重，病情好转，出院。出院后半月随访，无复发。

按：急性阑尾炎属于中医肠痈范畴。患者暴进冷食，致肠道积滞，气血凝滞而化热，遂发痈肿。在尚未成脓之际，宜急下通滞，用大黄牡丹皮汤加减，以泻热解毒、化瘀导滞。患者急性期腹痛明显，故予中药外敷以清热解毒消肿。经治疗疼痛减轻，但胃纳欠佳，考虑脾胃虚弱所致，故加用少量和胃导滞之品。患者里急后重考虑肠腑湿热所致，故予清热燥湿、通腑泻浊中药灌肠。中西结合，内外同治，免除了患者手术的痛苦，取得了良好效果。

十六、臌胀

臌胀是指腹部胀大如鼓的一类病证，临床以腹大胀满、绷急如鼓、皮色苍黄、脉络显露为特征，故名臌胀。根据本病的临床表现，类似西医的肝硬化腹水，包括病毒性肝炎、血吸虫病、药物性、营养不良性等多种原因导致的肝硬化腹水。

臌胀病因比较复杂，概言之，有酒食不节、情志刺激、虫毒感染等，主要在于肝脾肾受损，气滞血结，水停腹中。凡因他病损伤肝脾，导致肝失疏泄、脾失健运者，均有续发臌胀的可能。如黄疸日久，湿邪（湿热或寒湿）蕴阻，肝脾受损，气滞血瘀；或癥积不愈，气滞血结，脉络壅塞，正气耗伤，痰瘀留着，水湿不化；或久泻久痢，气阴耗伤，肝脾受损，生化乏源，气血滞涩，水湿停留等，均可形成臌胀。其基本病理总属肝脾肾受损，气滞、血瘀、水停腹中。病变脏器主要在于肝脾，久则及肾。喻嘉言曾概括为"胀病亦不外水裹、气结、血瘀"。气、血、水三者既各有侧重，又常相互为因，错杂同病。病理性质总属本虚标实。

（一）内治

1. 实证　基本方：柴胡 12g，香附 12g，郁金 10g，川芎 12g，苍术、白术各 15g，厚朴 12g，茯苓 15g，猪苓 12g，泽泻 12g，车前子 15g，茵陈 15g。

加减：气滞湿阻，症见胸脘痞闷，腹胀，嗳气为快，气滞偏甚者，可酌加佛手、沉香、木香调畅气机；如尿少，腹胀，苔腻者，加砂仁、大腹皮以加强运脾利湿作用；若神倦，便溏，舌淡者，宜酌加党参、附片、干姜、川椒以温阳益气、健脾化湿；如兼胁下刺痛，舌紫，脉涩者，可加延胡索、莪术、丹参等活血化瘀。

水湿困脾，症见腹大胀满，按之如囊裹水，甚则颜面微浮，下肢浮肿，脘腹痞胀，得热则舒，精神困倦，怯寒懒动，小便少，大便溏，加用附子、干姜振奋脾阳、温化水湿；浮肿较甚，小便短少，加肉桂温阳化气、利水消肿；如兼胸闷咳喘，可加葶苈子、紫苏子、半夏等泻肺行水、止咳平喘；如脘闷纳呆，神疲，便溏，下肢浮肿，可加党参、黄芪、山药等健脾益气利水。

水热蕴结，症见腹大坚满，脘腹胀急，烦热口苦，渴不欲饮，或有大便秘结或溏垢，舌边尖红，苔黄腻或兼灰黑，脉象弦数，加用金钱草、山栀子、黄柏清化湿热；热势较重，常加连翘、龙胆草、半边莲清热解毒；小便赤涩不利者，加陈葫芦、白茅根各 30g 行水利窍。

瘀结水留，症见脘腹坚满，青筋显露，胁下癥结痛如针刺，面色晦暗黧黑，或见赤丝血缕，面、颈、胸、臂出现血痣或蟹爪纹，口干不欲饮水，或见大便色黑，舌质紫暗或有紫斑，脉细涩，加赤芍、桃仁、三棱、莪术、鳖甲化瘀散结。

2. **虚证** 基本方：茯苓 15g，猪苓 15g，泽泻 15g，玉米须 12g，枸杞子 15g，菟丝子 15g，淫羊藿 12g，白术 12g，淫羊藿 15g。

加减：阳虚水盛，症见腹大胀满，形似蛙腹，朝宽暮急，面色苍黄或呈㿠白，小便短少不利，舌体胖质紫，苔淡白，脉沉细无力，加用附子、干姜、鹿角片、胡芦巴温补脾肾；偏于脾阳虚弱，神疲乏力，少气懒言，纳少，便溏者，可加黄芪、山药、薏苡仁、扁豆益气健脾；偏于肾阳虚衰，面色苍白，怯寒肢冷，腰膝酸冷疼痛者，酌加肉桂、仙茅等，以温补肾阳。

阴虚水停，症见腹大胀满，或见青筋暴露，面色晦滞，唇紫，口干而燥，小便短少，舌质红绛少津，苔少或光剥，脉弦细数，加用沙参、麦冬、生地黄、山萸肉、枸杞子、楮实子滋养肾阴；低热，腹泻，津伤口干明显，可酌加石斛、玄参、芦根等养阴生津；如青筋显露，唇舌紫暗，小便短少，可加丹参、益母草、泽兰、马鞭草等化瘀利水；如腹胀甚，加枳壳、大腹皮以行气消胀；兼有潮热，烦躁，酌加地骨皮、白薇、栀子以清虚热；齿鼻衄血，加鲜白茅根、藕节、仙鹤草之类以凉血止血；如阴虚阳浮，症见耳鸣，面赤颧红，宜加龟甲、鳖甲、牡蛎等滋阴潜阳；湿热留恋不清，溲赤涩少，酌加知母、黄柏、金钱草等清热利湿。

（二）外治

1. **脐疗** 脐疗治疗臌胀是通过经脉起作用的。将适合的药物加工炮制，置于脐内或者脐部周围，主要制成散状、糊状、膏状、饼状、丸状等，并用敷料加以固定。

方法 1：吴茱萸、甘遂、牵牛子按 2∶1∶2 比例研细末备用。取适量，将葱白捣为泥状，用其将药粉调成丸状或饼状，置于脐中固定。

方法 2：粗盐 500g，艾绒、乳香、红花、川芎、香附各 30g，后 5 味研粗末。取粗末与粗盐混合炒热，装入布袋，以脐为中心，在脐周进行温熨。每次半小时，每日 2 次，每包可重复使用 2 天，10 天为 1 个疗程。

方法 3：水红花子、大黄、牵牛子按 2∶1∶1 比例研细末备用。取细末及适量生姜共捣烂成泥，团成饼状，敷贴于脐，覆盖固定，外用热水袋加热半小时，继续敷贴，3~4 小时取下，每日 2 次，7 天为 1 个疗程。功能理气活血，主治气滞血瘀湿阻型臌胀。

2. 温熨 处方：川椒 60g，鳖甲 15g，三棱 15g，莪术 15g，红花 15g，白术 15g。上药共研粗末，入锅炒热，喷洒少量白酒，装入布袋，置于神阙穴。冷则再炒复用，每次半小时以上。功能活血化瘀，主治气滞血瘀型臌胀。

（三）典型病案

王某，女，58 岁，2019 年 8 月 4 日就诊。主诉：腹部胀满 2 年。于外院诊断为乙肝后肝硬化，1 年前行脾切除术。初诊症见：腹胀伴下肢浮肿，右胁刺痛，头昏乏力，饮食欠佳，口苦，大便 2～3 日一行。舌质红，中有裂纹，苔少，边根略腻，脉细弦。实验室检查示："大三阳"，谷丙转氨酶 18U/L，白蛋白 34g/L。腹部彩超示：肝硬化，腹水，慢性胆囊炎。诊断：臌胀（气阴两虚，水热瘀结）。治拟益气养阴，攻下逐水。内服方：茯苓 15g，猪苓 15g，泽泻 15g，玉米须 12g，枸杞子 15g，菟丝子 15g，淫羊藿 12g，白术 12g，鸡血藤 15g，郁金 15g，生黄芪 30g，瓜蒌仁 30g，茵陈 30g，芦根 30g，冬瓜皮 30g，麦冬 10g。14 剂，水煎服，每日 1 剂，早、晚饭后温服。外治法：中药敷脐。将吴茱萸、甘遂、牵牛子按 2：1：2 比例研细末备用。取适量，将葱白捣为泥状，用其将药粉调成丸状或饼状，每日睡前置于脐中固定，次日清晨取下。

8 月 28 日二诊：患者腹胀、下肢浮肿均有减轻，大便每日 1～2 次，右胁仍有刺痛，入夜为甚。原方加炙鳖甲 30g，再进 14 剂，中药敷脐治疗同前。

9 月 11 日三诊：患者腹胀、肢肿均缓解，胁痛亦渐轻，饮食量有增。继续前方案。随访 3 个月，病情稳定。

按：本例患者因慢性活动性肝炎未能早期发现、治疗，日久不愈，进而演变成肝硬化，其合并腹水是肝功能失代偿的严重表现。本病为本虚标实之证，虚以肝脾肾气阴亏虚为主，实以水气血瘀为要。在治疗过程中当遵循急则治标、缓则治本的原则。临证时当在虚实错杂中抓主要矛盾，扶正兼祛邪，祛邪勿忘扶正。通过健脾、疏肝、补肾，促使"水精四布，五经并行"，病势回转向愈。而攻邪用药不仅要使用利水之剂，也应配合外用峻下之剂敷脐，以收攻下逐水之效，同时在攻下之时要注意中病即止，勿使攻伐太过。

十七、眩晕

眩晕是一类以头晕眼花为主要临床表现的病证。眩即眼花，晕是头晕，两者常同时并见，故统称为"眩晕"，轻者闭目可止，重者如坐车船，旋转不定，不能站立，或伴有恶心呕吐、汗出、面色苍白等症状。

其基本病机为情志、饮食内伤、体虚久病、失血劳倦及外伤、手术等病因，引起风、火、痰、瘀上扰清窍或精亏血少，清窍失养。

本病病位在清窍，由气血亏虚、肾精不足致脑髓空虚，清窍失养，或肝阳上亢、痰火上逆、瘀血阻窍而扰动清窍发生眩晕，与肝、脾、肾三脏关系密切。眩晕的病性以虚者居多，如肝肾阴虚，肝风内动，气血亏虚，清窍失养，肾精亏虚，脑髓失充。眩晕实证多由痰浊阻遏，升降失常，痰火气逆，上犯清窍，瘀血停着，痹阻清窍而成。眩晕的发病过程中，各种病因病机可以相互影响，相互转化，形成虚实夹杂，或阴损及阳，阴阳两虚，肝风、痰火上扰清窍。

眩晕的治疗原则主要是补虚而泻实，调整阴阳。虚证以肾精亏虚、气血衰少居多，精虚者填精生髓，滋补肝肾；气血虚者宜益气养血、调补脾肾。实证则以潜阳、泻火、化痰、逐瘀为主要治法。

（一）内治

1. 实证　基本方：天麻15g，川芎12g，钩藤15g，茯苓15g，黄芩9g，川牛膝15g，半夏10g，白术15g。

加减：肝阳上亢，症见眩晕耳鸣，头痛且胀，遇劳、恼怒加重，肢麻震颤，失眠多梦，急躁易怒，舌红苔黄，脉弦，加用石决明、栀子、首乌藤。

肝火上炎，症见眩晕、头痛较甚，耳鸣、耳聋暴作，目赤，口苦，舌红苔黄燥，脉弦数，可选加龙胆草、牡丹皮、菊花、夏枯草。

肝火扰动心神，症见失眠、烦躁者，加磁石、龙齿、珍珠母、琥珀。肝火化风，肝风内动，症见肢体麻木、震颤，欲发中风病，加全蝎、蜈蚣、地龙、僵蚕。

痰浊上蒙，症见眩晕，头重如蒙，视物旋转，胸闷作恶，呕吐痰涎，食少多寐，苔白腻，脉弦滑，加藿香、佩兰、石菖蒲。瘀血阻窍，症见眩晕头痛，兼见健忘，失眠，心悸，精神不振，耳鸣耳聋，面唇紫暗，舌瘀点或瘀斑，脉弦涩或细涩，加用赤芍、川芎、桃仁、红花、麝香。

2. 虚证　基本方：黄芪30g，党参12g，白术15g，当归12g，茯苓15g，熟地黄15g，山萸肉10g，菟丝子15g，牛膝15g。

加减：气血亏虚，症见头晕目眩，动则加剧，遇劳则发，面色㿠白，爪甲不荣，神疲乏力，心悸少寐，纳差食少，便溏，重用党参、黄芪、白术。肝肾阴虚，症见眩晕久发不已，视力减退，两目干涩，少寐健忘，心烦口干，耳鸣，神疲乏力，腰酸膝软，遗精，加用山药、枸杞子、鹿角胶。

（二）外治

1．针灸　选穴：以风池、完骨、天柱、颈部夹脊穴为主穴。加减：痰浊中阻加丰隆、间使；气血亏虚加三阴交、内关；肝阳上亢加太冲、太溪；心脾两虚加神门、血海；伴有失眠者加百会、四神聪、神门；伴有头痛者加百会、四神聪、率谷、眉冲、脑空、头维、太阳、列缺；伴有眼部不适者加承泣、四白、攒竹、球后。每天1次，7日为1个疗程。

2．推拿　推拿配合点穴治疗颈性眩晕，可以缓解眩晕程度，缩短眩晕持续时间，减轻临床症状。

3．中药外敷

方法1：当归、赤芍、川芎、桃仁、红花各6g，冰片3g，共研细末备用。取适量药末，用温开水或乙醇拌湿敷于大椎穴上，以胶布固定，2小时后取下，每日1次，连用1周。

方法2：吴茱萸、肉桂按照10：1比例，共研细末备用。用时加米醋调匀，捏成饼状，于睡前贴敷于双足涌泉穴，外以青菜叶或树叶包扎，纱布、胶布固定，次晨取下，连续3~5次。

4．脐疗　法半夏、茯苓各10g，研为细末备用。取药末适量加清水调匀捏成团，外敷于肚脐，敷料包扎，胶布固定，每日换药1次，连续3~5天。

5．穴位贴敷　蓖麻仁、生半夏各等量，制成膏状。外敷于头顶正中心百会穴，包扎敷料，以胶布固定，每日换药1次，连续2~3天。用治痰湿眩晕。

（三）典型病案

陈某，女，25岁，2020年3月8日就诊。主诉：眩晕半月余，加重3天。患者诉近半月出现头目眩晕，头部昏蒙，3天前患者工作劳累后突然眩晕发作，发时伴有欲吐、口干、耳鸣、头痛且胀。平时大便偏干，偶有口苦，纳眠尚可。舌边红，苔白干，脉左弦细、右弦滑。诊为眩晕（肝阳上亢，痰湿上蒙）。治以平肝潜阳、化痰息风为主。内服方：天麻15g，川芎12g，钩藤15g，茯苓15g，黄芩9g，川牛膝15g，半夏10g，白术15g，石决明20g，栀子6g，竹茹6g。7剂，水煎服，每日1剂，早、晚饭后温服。外治法：中药外敷。吴茱萸、肉桂按照10：1比例，共研细末备用。用时加米醋调匀，捏成饼状，于睡前贴敷于双足涌泉穴，外以保鲜膜包扎，纱布、胶布固定，次晨取下，连续应用7天。治疗7天后，眩晕未再发作，继续治疗4天，诸症悉安。

按：眩晕多属肝的病变，可由风、火、痰、虚、瘀等多种原因引起。患者青年女性，平素脾胃虚弱，痰湿内生，清阳不升，脑窍失濡；浊阴不降，上扰清窍，故致头晕、头部昏蒙。患者劳累后，肝阳挟痰浊上亢，则见口苦、口干、耳鸣、脉弦，故治疗当平肝潜阳、化痰息风。病在上者，当下治之。患者肝阳亢于上，当配合药物外敷足底以引阳气平潜于下，内外相合，眩晕当止。该患者治疗切中病机，内服药物与外治合用，治标与治本兼顾，故而取效甚捷。

十八、中风

中风病是以突然昏仆、半身不遂、口舌歪斜、言语謇涩或不语、偏身麻木为主要临床表现的病证。基本病机为正气亏虚，饮食、情志、劳倦内伤等引起气血逆乱，产生风、火、痰、瘀，导致脑脉痹阻或血溢脑脉之外。根据脑髓受损程度的不同，有中经络、中脏腑之分。其临床表现与西医的脑血管病相似。

综观本病，由于患者脏腑功能失调，气血素虚，或痰浊、瘀血内生，加之劳倦内伤、忧思恼怒、饮酒饱食、用力过度、气候骤变等诱因，而致瘀血阻滞，痰热内蕴，或阳化风动，血随气逆，导致脑脉痹阻或血溢脉外，引起昏仆不遂，发为中风。其病位在脑，与心、肾、肝、脾密切相关。其病机有虚（阴虚、气虚）、火（肝火、心火）、风（肝风）、痰（风痰、湿痰）、气（气逆）、血（血瘀）六端，此六端多在一定条件下相互影响，相互作用。病性多为本虚标实，上盛下虚。在本为肝肾阴虚，气血衰少；在标为风火相煽，痰湿壅盛，瘀血阻滞，气血逆乱。而其基本病机为气血逆乱，上犯于脑，脑之神明失用。

（一）内治

1. 中经络

（1）风痰瘀血，痹阻脉络：症见半身不遂，口舌歪斜，舌强言謇或不语，偏身麻木，头晕目眩，舌质暗淡，舌苔薄白或白腻，脉弦滑。

治法：活血化瘀，化痰通络。

基本方：桃仁 10g，红花 12g，当归 12g，川芎 15g，白芍 12g，熟地黄 15g，陈皮 12g，半夏 10g，丹参 12g，天麻 10g，白术 12g，茯苓 15g。

加减：若有舌苔黄腻、烦躁不安等热象者，加黄芩、山栀子以清热泻火。头晕、头痛加菊花、夏枯草以平肝息风。若大便不通，可加大黄通腑泻热凉血。大黄用量宜轻，以涤除痰热积滞为度，不可过量。

（2）肝阳暴亢，风火上扰：症见半身不遂，偏身麻木，舌强言謇或不语，或口舌歪斜，眩晕头痛，面红目赤，口苦咽干，心烦易怒，尿赤便干，舌质红或红绛，脉弦有力。

治法：平肝息风，清热活血，补益肝肾。

基本方：天麻 12g，钩藤 15g，石决明 30g，黄芩 12g，栀子 10g，牛膝 15g，益母草 15g，茯苓 15g，天冬 12g，白芍 12g。

加减：伴头晕、头痛加菊花、桑叶，疏风清热；心烦易怒加牡丹皮、郁金，凉血开郁；若腹胀便秘加生大黄、厚朴、枳实。若症见神志恍惚，迷蒙者，为风火上扰清窍，由中经络向中脏腑转化，可配合灌服牛黄清心丸或安宫牛黄丸以开窍醒神。

（3）痰热腑实，风痰上扰：症见半身不遂，口舌歪斜，言语謇涩或不语，偏身麻木，腹胀，便干便秘，头晕目眩，咳痰或痰多，舌质暗红或暗淡，苔黄或黄腻，脉弦滑或偏瘫侧脉弦滑而大。

治法：通腑化痰。

基本方：大黄 10g，芒硝 15g（冲），枳实 12g，厚朴 12g，瓜蒌 15g，胆南星 6g，丹参 15g。

加减：热象明显者加山栀子、黄芩；年老体弱津亏者加生地黄、麦冬、玄参。若大便多日未解，痰热积滞较甚，出现躁扰不宁、时清时寐、谵妄，此为浊气不降，携气血上逆，犯于脑窍而为中脏腑证，按中脏腑的痰热内闭清窍论治。

针对本证腑气不通，采用化痰通腑法，一可通畅腑气，祛瘀达络，敷布气血，使半身不遂等症进一步好转；二可清除阻滞于胃肠的痰热积滞，使浊邪不得上扰神明，气血逆乱得以纠正，达到防闭防脱的目的；三可急下存阴，以防阴竭于内，阳脱于外。

（4）气虚血瘀：症见半身不遂，口舌歪斜，口角流涎，言语謇涩或不语，偏身麻木，面色㿠白，气短乏力，心悸，自汗，便溏，手足肿胀，舌质暗淡，舌苔薄白或白腻，脉沉细、细缓或细弦。

治法：益气活血，扶正祛邪。

基本方：黄芪 50g，当归 15g，赤芍 12g，川芎 15g，桃仁 10g，红花 12g，地龙 10g。

此方亦常用于恢复期和后遗症期的治疗。气虚明显者加党参或太子参以益气通络；言语不利加远志、石菖蒲、郁金以祛痰利窍；心悸、喘息加桂枝、炙甘草以温经通阳；肢体麻木加木瓜、伸筋草、防己以舒筋活络；上肢偏废者加桂枝以通络；下肢瘫软无力者加川续断、桑寄生、杜仲、牛膝以强壮筋骨；小便失禁加桑螵蛸、益智仁以温肾固涩；血瘀重者加莪术、水蛭、鬼箭羽、鸡血藤等破血通络之品。

2. 中脏腑

（1）痰热内闭清窍（阳闭）：症见起病急骤，神昏或昏愦，半身不遂，鼻鼾痰鸣，肢体强痉拘急，项背身热，躁扰不宁，甚则手足厥冷，频繁抽搐，偶见呕血，舌质红绛，舌苔黄腻，脉弦滑数。

治法：清热化痰，醒神开窍。

基本方：天麻 12g，钩藤 12g，生地黄 15g，白芍 15g，川贝母 5g，竹茹 10g，茯苓 15g，牛膝 15g，羚羊角粉 0.5g（冲）。或加鼻饲安宫牛黄丸。

加减：若痰热内盛，喉间有痰声，可加服竹沥水。若肝火旺盛，面红目赤，脉弦有力者，可加龙胆草、栀子以清肝泻火。若腑实热结，腹胀便秘，苔黄厚者，加生大黄、枳实、芒硝以通腑导滞。

（2）痰湿蒙塞心神（阴闭）：症见素体阳虚，突发神昏，半身不遂，肢体松懈，瘫软不温，甚则四肢逆冷，面白唇暗，痰涎壅盛，舌质暗淡，舌苔白腻，脉沉滑或沉缓。

治法：温阳化痰，醒神开窍。

基本方：半夏 10g，陈皮 12g，茯苓 15g，胆南星 6g，竹茹 10g，石菖蒲 10g，天麻 12g，桂枝 12g，人参 10g。或鼻饲苏合香丸。加减：寒象明显加桂枝温阳化饮，兼有风象者加天麻、钩藤平肝息风。

（3）元气败脱，神明散乱（脱证）：症见突然神昏或昏愦，肢体瘫软，手撒肢冷汗多，重则周身湿冷，二便失禁，舌质紫暗，苔白腻，脉沉缓、沉微。

治法：益气回阳固脱。

基本方：人参 30g，附子 15g。以人参大补元气，附子温肾回阳，二药合用以奏益气回阳固脱之功。汗出不止加山萸肉、黄芪、龙骨、牡蛎以敛汗固脱，兼有瘀象者加丹参。

中风病属内科急症，发病急，变化快，急性发作期尤其是中脏腑的闭证与脱证要以开闭、固脱为要，应配合静脉用药。病情严重者应积极配合西医救治。后遗症期可配合外治法，以促进康复。

阳闭可用清开灵注射液 40mL 加入 5% 葡萄糖注射液 250~500mL 静脉滴注，每日 2 次。可配合灌服牛黄清心丸，每次 1~2 丸，每日 3~4 次。痰多化热者用炎琥宁注射液静脉滴注。缺血性中风病可辨证选用脉络宁注射液、川芎嗪注射液、丹参注射液治疗。脱证可用生脉注射液、参附注射液静脉滴注。

（二）外治

1. 针灸

（1）巨刺法：对中风后偏瘫患者行巨刺、瘫痪侧针刺及头针结合的治疗，每日1次，10次为1个疗程，可用3个疗程。

（2）头针、体针、电针：针刺上、下肢阴经穴位，再加以电针疗法，对降低中风偏瘫患者的肢体肌张力有一定疗效，有利于偏瘫肢体的康复。

2. 穴位注射 穴位注射可以发挥药物的直接治疗作用，还可以发挥穴位的特异性治疗作用，二者结合，功效倍增。

3. 穴位埋线 穴位埋线治疗与常规体针相似，但取穴少、治疗次数少。选穴以督脉和患侧手足阳明经穴为主，主穴取曲池、商阳、足三里、百会、大椎，以肩髃、冲阳、手三里、合谷为备用穴，每次取穴4~6个，15天治疗1次，3次为1个疗程。

4. 药浴 处方：制川乌15g，制草乌15g，胆南星30g，地龙30g，乳香15g，没药15g，延胡索30g，鸡血藤30g。水煎2次，取汁2000mL，足浴，每次半小时，每日2次，连用5日。可治疗中风后手足不仁。

5. 熏洗

方法1：桑枝、柳枝、茄枝各50g，威灵仙、丹参、红花、桂枝、白蒺藜各30g，皂角15g，川芎15g。水煎3~4次取汁，放浴缸或木桶洗浴，每次时间不少于30分钟，每日1次。用于手足挛缩者。

方法2：巴豆、皂角末各20g。方法：巴豆去壳，纸包，加入皂角末，以纸作燃条，烧烟熏鼻内。用于治疗卒中风，口噤不省者。

方法3：当归、川芎、防风、豨莶草、透骨草各100g。将药置药雾发生器内，煮沸，产生药雾，以导管输送到密闭的浴室中，调温至38~40℃，同时输氧，中风患者坐浴室接受药雾熏蒸。每次20分钟，每日1次，20次为1个疗程。用于中风中经络者。

（三）典型病案

邢某，男，39岁，2019年5月10日就诊。主诉：右侧肢体活动不利2个月。患者既往高血压病史，血压控制不佳。2个月前突感头痛头晕伴恶心呕吐，随即猝然昏倒，不省人事。被人发现送至当地医院抢救，考虑脑出血，经历2个月的住院康复治疗后出院。初诊症见：神志清，精神可，由家人扶入诊室，言语正常，对答切题，右侧额纹消失，右侧眼睑下垂，伴轻度水肿，右侧面部麻木感明显，皱眉困难，右侧上肢肌力 4 级+，右下肢肌力 5 级－，无肌张力增高，肌腱反射亢进，病理反射未引出，肢体末梢麻木感明显，舌质暗淡，舌苔白腻，脉细弦。诊断：中风（中经络，气虚血瘀证）。治当益气活血、扶正祛邪。内服方：黄芪 50g，当归 15g，赤芍 12g，川芎 15g，桃仁 10g，红花 12g，地龙 10g，木瓜 15g，伸筋草 15g，防己 12g，桂枝 12g。7 剂，水煎服，每日 1 剂，早、晚饭后温服。外治法：拟针灸醒脑开窍针法。针灸头部取百会、四神聪、颞三针、印堂，眼周取上明、睛明、承泣、瞳子髎、鱼腰，上肢取肩三针、巨骨、臂臑、手三里、曲池、手五里、外关、合谷、内关，平补平泻。腹部取气海、关元、中脘，行补法，下肢取风市、血海、梁丘、足三里、阴陵泉、三阴交、绝骨、太溪，行平补平泻。面部、头部、上肢加用电针疏密波 30 分钟，神灯 30 分钟照射面部。每天 1 次。

5 月 17 日二诊：患者自觉肢体肌力较前恢复，行走已无须搀扶，手指麻木减轻，面瘫症状减轻，右侧眼睑开合不利，眼睑较前能轻度抬起，感左侧颞部疼痛，无头晕、恶心，感左下腹部麻木感，右侧上下肢肌力稍减低，无肌张力增高，仍有麻木感，舌质暗淡，舌苔白腻，脉细弦。效不更方，继续行上次治疗方案，中药继续 14 剂口服，每日 1 剂。针灸每日 1 次。

5 月 31 日三诊：患者肢体肌力进一步恢复，已能自行步入诊室，步态自如，右侧上肢自如，右侧眼睑已能上抬，面部及肢体轻微麻木。继续口服中药并针灸治疗，半月后患者回单位上班。

按：该患者脑出血后遗症，内服方以经典名方补阳还五汤加味，方中大量黄芪以补气，当归、赤芍、川芎等活血补血，促进肢体经络疏通滋养，地龙走窜之性更助其行。因患者肢体麻木，故加木瓜、伸筋草、防己以舒筋活络。加用桂枝以温阳通脉，配合桃仁、红花，助其活血药性。《内经》指出：治痿独取阳明。手阳明大肠经和足阳明胃经为多气多血之经，头部取患处颞三针作用于大脑运动功能区，百会、四神聪醒脑开窍，加用电针加大刺激。内服中药配合针灸治疗中风，可取得事半功倍效果。

十九、癃闭

癃闭是一种由于肾和膀胱气化失司导致的以排尿困难，全日总尿量明显减少，小便点滴而出，甚则闭塞不通为临床特征的病证。其中小便不利、点滴而短少、病势较缓者称为"癃"，小便闭塞、点滴全无、病势较急者称为"闭"。癃和闭虽有区别，但都是指排尿困难，只是轻重程度上的不同，因此多合称为癃闭。癃闭相当于西医的各种原因引起的尿潴留和无尿症，如神经性尿闭、膀胱括约肌痉挛、尿路结石、尿路肿瘤、尿路损伤、尿道狭窄、老年人前列腺增生症、脊髓炎等所出现的尿潴留及肾功能不全引起的少尿、无尿症，皆属于癃闭范畴。

水液的吸收、运行、排泄有赖于三焦的气化和肺、脾、肾的通调、转输、蒸化，故癃闭还与三焦、肺、脾、肾密切相关。上焦之气不化，当责之于肺，肺失其职，则不能通调水道，下输膀胱；中焦之气不化，当责之于脾，脾气虚弱，则不能升清降浊；下焦之气不化，当责之于肾，肾阳亏虚，气不化水，肾阴不足，水府枯竭，均可导致癃闭；肝郁气滞，使三焦气化不利，也会发生癃闭。基本病机可归纳为三焦气化不利，或尿路阻塞，导致肾和膀胱气化失司。

癃闭的治疗应根据"六腑以通为用"的原则，着眼于通，即通利小便。但通法有直接、间接之分，因证候虚实而异。实证治宜清湿热、散瘀结、利气机而通利水道；虚证治宜补脾肾，助气化，使气化得行，小便自通。同时还要根据病因病机，病变在肺在脾在肾的不同，进行辨证论治，不可滥用通利小便之品。此外，尚可根据"上窍开则下窍自通"的理论，用开提肺气法，开上以通下，即所谓提壶揭盖法治疗。若小腹胀急，小便点滴不下，内服药物缓不济急时，应配合导尿或针灸以急通小便。

（一）内治

1. **实证** 基本方：通草 5g，萹蓄 15g，瞿麦 15g，山栀子 10g，大黄 10g，苍术 15g，石韦 15g，王不留行 15g。

加减：若湿热偏盛，症见尿量极少或点滴不通，口苦口黏，或口渴不欲饮，或大便不畅，舌质红，舌苔黄腻，脉数，加黄柏、黄连、金银花、连翘。

若肝郁气滞，症见通而不爽，胁腹胀满，情志抑郁，或心烦易怒，舌红，苔薄黄，脉弦，加柴胡、沉香、橘皮疏达肝气，白芍、甘草柔肝缓急。若肝郁气滞症状重，可加郁金、木香、川芎、川楝子，以增强其疏肝理气的作用。

若尿道阻塞，症见小便点滴而下，或尿细如线，甚则阻塞不通，小腹胀满疼痛，舌质紫，加桃仁、芒硝通瘀散结。

2. **虚证** 基本方：黄芪 30g，桂枝 9g，白术 15g，升麻 6g，柴胡 10g，猪苓 12g，茯苓 15g，山药 15g。

加减：偏于气阴虚，症见时欲小便而不得出，或量少而不爽利，气短，语声低微，小腹坠胀，精神疲乏，食欲不振，舌质红，加用人参、麦冬补阴益气。

偏于肾阳虚，症见小便不通或点滴不爽，排出无力，面色㿠白，神气怯弱，畏寒怕冷，腰膝冷而酸软无力，舌淡，苔薄白，脉沉细而弱，加用肉桂、附子补下焦之阳，以鼓动肾气。

（二）外治

1. 敷脐　处方：葱白 500g，捣碎拌匀备用。将药物分为 2 份，用纱布包裹，再用保鲜膜裹紧，一包置入热水加热，另一包置入冰水制冷。撕掉保鲜膜，先将加热包置脐上，热熨约 15 分钟，再换制冷包置脐上，冷敷约 15 分钟。交替使用，以通为度。

2. 取嚏或探吐法　打喷嚏能开肺气，呕吐能举中气而通下焦之气，是一种简单有效的通利小便方法。其方法是用消毒棉签，向鼻中取嚏或喉中探吐；也可用皂角粉末 0.3～0.6g，鼻吸取嚏。

3. 导尿法　若经过服药、外敷等法治疗无效，而小腹胀满特甚，叩触小腹部膀胱区呈浊音，当用导尿法以缓其急。

（三）典型病案

梁某，男，78 岁，2020 年 1 月 3 日就诊。主诉：小便不利 5 年余。患者小便量少，点滴而出，诊前曾多次导尿，拔管后复故。小腹坠胀，不能排出。前列腺指诊增大，质地较硬，且有数个小结。气短，语声低微，精神疲乏，舌质暗，苔薄白，脉弦沉。诊断：癃闭（脾肾亏虚）。治当健脾益肾、化气行水，兼以活血。内服方：黄芪 30g，桂枝 9g，白术 15g，升麻 6g，柴胡 10g，猪苓 12g，茯苓 15g，山药 15g，人参 9g，三七粉 15g（冲）。15 剂，水煎服，每日 1 剂，早、晚饭后温服。外治法：中药敷脐。葱白 500g，捣碎拌匀，用纱布包裹，再用保鲜膜裹紧，置入热水加热。撕掉保鲜膜，将加热包置脐上，热熨约 30 分钟。服药及敷脐半日后，小便能解少量，但不顺畅。随着进服中药的增加，排尿逐渐顺畅。连用 15 天，随访小便基本正常。

按：癃闭的成因十分复杂，张景岳把癃闭的病因归纳为 4 个方面：有因火邪结聚小肠、膀胱者，此水泉干涸而气门热闭不通；有因热居肝肾者，或以败精，或以槁血，阻塞水道而不通；有真阳下竭，元海无根，气虚而闭；有肝强气逆，移碍膀胱，气实而闭。膀胱者，州都之官，气化能出焉。该患者小便不通，考虑原因为脾肾气虚气化不利，久则化痰成瘀，进一步阻塞气机，故以参、芪、白术及山药以益脾肾，桂枝、柴胡、升麻以升阳化气，茯苓、猪苓以降浊阴，三七粉以散瘀结。以温通中药敷脐可助阳气化，促进小便排出。

二十、关格

关格是一种由于脾肾阴阳衰惫，气化不利，湿浊毒邪犯胃导致的以小便不通与呕吐并见为临床特征的危重病证。本病多由水肿、癃闭、淋证等病证发展而来。西医的慢性肾功能不全即属此类。

关格的病机往往表现为本虚标实，寒热错杂，病位以肾为主，肾、脾、胃、心、肝、肺同病，其基本病机为脾肾阴阳衰惫，气化不利，湿浊毒邪上逆犯胃。由于标实与本虚之间可以互相影响，使病情不断恶化，最终可因正不胜邪，发生内闭外脱、阴竭阳亡的极危之候。

（一）内治

基本方：茯苓 15g，泽泻 9g，熟地黄 15g，山萸肉 15g，苍术 12g，菟丝子 30g，陈皮 12g，肉苁蓉 15g，淫羊藿 15g。水煎服，或鼻饲。

加减：湿热内蕴，症见小便量极少，其色黄赤，苔薄黄腻而干燥，脉细数或濡数，加用竹茹清热化痰，黄连清热除烦。

寒浊上犯，症见小便不通，或尿量极少而色清，面色苍白或晦滞，畏寒怕冷，下肢欠温，泄泻或大便稀溏，呕吐清水，苔白滑，脉沉细，加用附子、干姜、人参、甘草、大枣以温阳散寒、补脾益气。

肝风内动，症见小便量极少，面部烘热，齿衄或鼻衄，头晕头痛，目眩，手足搐搦，或抽筋，舌暗红有裂纹，苔黄腻或焦黑而干，脉弦细数，加用钩藤、牡丹皮、桑叶、菊花。

邪陷心包，症见小便量极少，神志昏蒙，循衣摸床，或神昏谵语，恶心呕吐，面白唇暗，四肢欠温，痰涎壅盛，苔白腻，脉沉缓，加用半夏、竹茹燥湿化痰祛浊，石菖蒲、制南星豁痰开窍。

（二）外治

1. 肠道用药

（1）降尿素氮方：大黄 30g，桂枝 30g。煎成 200mL，保留灌肠 20 分钟，每日 2～3 次。

（2）降浊方：生大黄、生牡蛎、六月雪各 30g。浓煎 120mL，高位保留灌肠，2～3 小时后，应用 300～500mL 清水清洁灌肠，每日 1 次，连续 10 日为 1 个疗程。休息 5 日后，继续下一疗程。

2. 穴位贴敷 处方：生附片 10g，川芎 15g，沉香 3g，丹参 30g，三七 6g，大黄 10g,研为末备用。温水调湿成饼状,敷于双肾俞、关元穴处,每日 1 次,连用 10 天为 1 个疗程。

（三）典型病案

何某,女,26 岁,2019 年 4 月 10 日就诊。主诉:水肿 4 年,加重伴少尿、呕吐 1 个月。患者 4 年前无明显诱因出现下肢水肿伴口腔溃疡于我院就诊,查抗核抗体阳性,双链 DNA 抗体阳性,尿蛋白（+++）,肌酐、尿素氮轻度增高,诊断为系统性红斑狼疮、狼疮性肾炎,予激素及环磷酰胺治疗,患者尿蛋白减少,下肢水肿减轻。后患者用药渐不规范,并在病情不平稳情况下妊娠,妊娠后尿蛋白进一步增多,下肢水肿再次加重,予激素、羟氯喹、环孢素及免疫球蛋白治疗,效果欠佳。患者于 2 个月前行剖宫产术,术后患者查肾功能呈进行性增高,予激素冲击治疗及免疫吸附治疗,水肿呈进行性加重,并于 1 个月前出现少尿,每日尿量约 200mL,并出现恶心呕吐,水入则吐,头痛头晕。建议患者进一步透析治疗。患者拒绝,要求中医治疗,请左老师会诊。舌胖大质淡,苔白腻,脉虚弦。查血压:200/96mmHg,血肌酐 869μmmol/L,血尿素氮 26.9mmol/L,白蛋白 21.5g/L,尿蛋白（+++）。中医诊断:关格（脾肾两虚）。西医诊断:系统性红斑狼疮,狼疮性肾炎,慢性肾功能不全（尿毒症期）。西医治疗继续激素、羟氯喹及免疫抑制方案。中医治疗当健脾益肾、助阳化气,兼以利湿泄浊。予中药内服配合灌肠治疗。内服方:人参 15g,黄芪 30g,熟地黄 10g,山萸肉 10g,苍术 12g,陈皮 15g,炮附子 9g（先煎）,干姜 6g,茯苓 15g,桂枝 9g。上 10 味先煎至 300mL 后,去渣再煎至 50mL,嘱患者每日 1 剂,分多次少量服下。外治方:大黄 30g,桂枝 30g,生牡蛎 30g（先煎）。煎成 200mL,保留灌肠 20 分钟,每日 2 次。

4 月 13 日二诊:患者用药 3 天后全身水肿如前,小便量较前增多,每日约 400mL,仍有恶心不适,饮水量少,多则呕吐,进食较困难,舌同前,脉转沉弦。内服方加麻黄 6g,猪苓 15g,泽泻 12g,以助阳化气利水,加川芎 15g 以行气活血。灌肠方加六月雪 30g。继续应用 5 天。

4 月 18 日三诊:患者肢体水肿较前好转,灌肠泻下多次后可稍进饮食,每日尿量 600～800mL,头晕减轻,舌质淡红,苔厚腻,脉沉弦。考虑脾肾两虚,三焦气化失调,湿浊中阻,仍拟补脾益肾、温阳化气、利水湿、化湿浊为主。效不更方,嘱注意补钾及营养支持治疗。

随访:患者因不愿透析治疗,继续中西医结合治疗,在内服中药基础上,辅以中药灌肠治疗月余,症状逐步减轻,水肿、少尿、恶心好转而出院,在门诊继续治疗。病情稳定，查肌酐、尿素氮及尿蛋白缓慢下降。随访 2 年，未透析治疗。

按：该患者系统性红斑狼疮治疗不积极而致脏器损伤，终成关格重症。此时脾肾阳气亏损已极，气化不足，而致水湿泛溢，湿浊犯于上焦则见头痛头晕，湿浊阻于中焦则见恶心呕吐、水饮不进。痰湿阻于下焦，膀胱气化不利，则见小便短少。治疗当益火之源以消阴翳，通阳气以利水湿。患者因饮水困难，故口服药物需去滓后浓缩少量频服。中药灌肠因肠道给药，不易引起患者呕吐格拒，且可引浊毒从大便而下，在治疗关格时具有优势。实践体会，本病采用中西医结合及中药内服加灌肠结合的综合治疗，多可取得良好效果。

二十一、淋证

淋证是指以小便频数、淋沥涩痛、小腹拘急引痛为主症的疾病。根据病因和症状特点可分为热淋、血淋、石淋、气淋、膏淋、劳淋等。

基本病机为湿热蕴结下焦，肾与膀胱气化不利。病理因素为湿热。病位在肾与膀胱。多见于已婚女性。辨证时首辨淋证类别，再审证候虚实，三别标本缓急。本病相当于西医的急慢性尿路感染、泌尿道结核、尿路结石、急慢性前列腺炎、化学性膀胱炎、乳糜尿及尿道综合征等。

（一）内治

基本方：萹蓄 15g，瞿麦 15g，滑石 12g，金银花 15g，大黄 6g（后下），通草 5g，车前子 15g，半枝莲 15g。

加减：尿色红赤，灼热痛剧者，加栀子 10g，白茅根 30g，侧柏叶 12g，以凉血止血通淋；若小便涩滞，淋漓不畅，小腹坠胀，加石韦 10g，沉香 3g，陈皮 10g，木香 12g，以行气通淋；若尿中有砂石，加金钱草 30g，鸡内金 10g，冬葵子 12g，以排石通淋；若尿如膏脂，浑浊不清，加萆薢 15g，石菖蒲 10g，莲子肉 10g；若虚象明显者，当辨证以补气健脾益肾、养阴温阳等法治之。

（二）外治

1. 针灸治疗

主穴：中极、膀胱俞、阴陵泉。

配穴：热淋加委中、行间。石淋加秩边、委阳。气淋实证加肝俞、太冲、期门。气淋虚证去阴陵泉，加气海、足三里、脾俞。血淋实证加委中、三阴交、血海、膈俞。血淋虚证去阴陵泉，加太溪、复溜、三阴交、膈俞、肾俞。膏淋实证加委中、三阴交。膏淋虚证去阴陵泉，加气海、肾俞、三阴交。劳淋去阴陵泉，加关元、肾俞、脾俞、足三里、三阴交。

操作：实证用泻法；虚证用补法；气海、肾俞、关元加灸。

2. **热敏灸** 用点燃的纯艾条在水道、中极、关元、气海、命门、阴陵泉、三阴交等高发热敏区域、距离皮肤约 3cm 处施灸，操作时分别进行回旋、雀啄、往返、温和灸。顺序如下：先行回旋灸 2 分钟温热局部气血，继以雀啄灸 2 分钟加强敏化，再施以温和灸发动感传，开通经络。当患者感受到艾热从施灸部位皮肤表面直接向深部组织穿透（透热）、以施灸点为中心向周围扩散（扩热）、灸热从施灸点开始循某一方向传导（传热）和局部不热（或微热）远部热、表面不热（或微热）深部热，施灸部位或远离施灸部位产生酸、胀、压、重、痛、麻、冷等非热感觉时，即为发生腧穴热敏现象，此穴为热敏腧穴。重复上述步骤，直至探查出所有热敏腧穴。在所探热敏强度最强的腧穴上实行温和悬灸，每日 2 次，施灸最佳剂量以每穴完成灸感四相过程为标准，灸至感传完全消失为止。共治疗 5 天。

（三）典型病案

邵某，男，40 岁，2014 年 6 月 24 日就诊。主诉：时有右侧腰痛 1 年，加重伴下腹部不适、尿频 3 小时。1 年前出现时有右侧腰痛，未系统诊治，于今日上午 10 时，右侧腰腹部持续性疼痛，阵发性加剧并向下腹部放射，伴尿频，约 20 分钟排尿 1 次，量不多，色深黄。患者素嗜饮酒，嗜食肥甘。舌质淡红，苔薄黄，脉弦细。尿常规：尿蛋白（＋），潜血（＋＋＋＋），白细胞少许。B 超检查见：右侧肾积水，输尿管上段扩张。中医诊断：石淋（膀胱湿热）。西医诊断：输尿管结石。治法：清热化湿通淋，利湿理气止痛。内服方：方用三金排石汤合八正散加减。金钱草 30g，海金沙 12g，鸡内金 12g，牛膝 15g，瞿麦 15g，车前子 30g，茵陈 12g，栀子 12g，枳壳 12g，木香 10g，茯苓 12g，陈皮 10g，猪苓 10g，延胡索 20g，白芍 20g，甘草 10g。水煎服，每日 1 剂，早、晚饭后温服。外治法：针刺。取穴：中极、膀胱俞、阴陵泉、秩边、委阳、委中、血海。针用泻法。患者针后痛减。

服药 3 剂后，于 6 月 27 日下午，随尿排出黄褐色如小黄豆粒大小坚硬砂石 1 粒，次日晨起症状消失。复查 B 超，肾及输尿管均正常。

按：本病属于淋证范畴，患者素有饮酒吸烟习惯，平日喜食肥甘，致内生痰湿，日久生热，以致湿热蕴积于下，尿液受其煎熬，日久结为砂石，阻塞尿道而发病。方中金钱草、海金沙、鸡内金为排石要药，配合牛膝、瞿麦、车前子、茵陈、栀子、枳壳、木香、茯苓、陈皮、猪苓、延胡索等理气止痛、清热通淋之品，白芍活血通络止痛，又芍药合甘草而成芍药甘草汤以缓急止痛，促进结石排出，同时现代药理研究证实延胡索缓解平滑肌痉挛而止痛，故能收到良好效果。

二十二、遗精

遗精是指在没有性交或手淫情况下的射精。在入睡后做梦时遗精为梦遗，不在做梦时遗精称为无梦遗精，清醒状态下遗精则为滑精。

主要病因有房劳过度、饮食不节及情志失调，基本病机为肾失封藏，精关不固。房劳过度可致肾精亏损，相火妄动；饮食不节，则湿热内生；情志内伤，或伤于心脾，或损伤心阴，致气不摄精、心肾不交。病位有肾、心、肝、脾、小肠、膀胱，其中尤以心为重要。

遗精有虚实之分，实证多因火旺、湿热，虚证则为肾脏亏损。实者宜清心安神、清利湿热，虚者宜固摄填精、补气益肾。治法切忌只用固肾涩精一法，当分清虚实。实证以清泻为主，虚证方可补肾涩精。

（一）内治

基本方：芡实 30g，金樱子 15g，熟地黄 15g，山萸肉 12g，茯苓 15g，泽泻 15g，莲子肉 12g，牡蛎 30g，桑螵蛸 10g。

加减：若梦遗伴头昏心悸，小便短黄，舌红，脉细数，属心肾不交，加黄连、灯心草、黄柏；若伴腰膝酸软，形瘦乏力，舌红，脉细数者，加知母、黄柏、生地黄；若滑精，面黄少华，畏寒肢冷，苔白，脉细弱者，加菟丝子、韭子、补骨脂、鹿角胶；若阳物易举，烦躁易怒，面红目赤，口干口苦，苔黄，脉弦数者，加柴胡、黄芩、龙胆草、白芍；若遗精频作，小便热赤，苔黄腻，脉濡数者，加萆薢、车前子、苍术。

（二）外治

1. 敷脐

方法 1：五倍子、金樱子、芡实按 1∶5∶5 比例，蜂蜜适量。前 3 味磨细粉，蜂蜜调匀成饼，敷于脐，纱布覆盖，胶布固定，早、晚各 1 次。

方法 2：菟丝子 30g，五倍子 10g，韭子 30g，沙苑子 30g。共研成细末备用。用时取药末 12g，以温开水调成团，填脐，盖以纱布，胶布固定，每日换药 1 次，10 次为 1 个疗程。

2. 运动疗法

方法 1：提肛锻炼。每晚临睡前坐在床上收缩肛门，其动作好像忍大便的样子，反复做 20～30 次，收缩时深吸气，放松时呼气，动作宜柔和缓慢而有节奏。

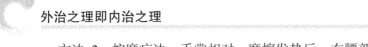

方法 2：按摩疗法。手掌相对，摩擦发热后，在腰部至骶尾骨上下推擦 100 次；用手指按压前臂的神门和足部的太溪、足三里各 1 分钟。

（三）典型病案

阮某，男，25 岁，2017 年 11 月 17 日就诊。主诉：遗精 5 年余。患者自诉 5 年前无明显诱因出现遗精，于多家医院就诊，诊断为遗精。服用中药治疗，自服逍遥丸、归脾丸、金锁固精丸未见效果。现症见：遗精每月 6～7 次，无尿频、尿急、尿不尽，遗精后腰酸，神疲乏力，纳差，便稀，多梦，劳累后遗精加重，心烦，舌红苔黄，脉弦细。中医诊断：遗精（脾肾不足，心肾不交）。西医诊断：遗精。治法：补益脾肾，交通心肾，固肾涩精。内服方：熟地黄 15g，山萸肉 15g，山药 10g，泽泻 10g，盐车前子 15g（包煎），茯神 20g，盐菟丝子 10g，沙苑子 10g，芡实 15g，绵萆薢 15g，柴胡 15g，黄芩 10g，生地黄 10g，莲子心 10g，莲须 10g，丹参 10g，槐花 15g，醋五味子 5g。14 剂，水煎服，每日 1 剂，早、晚饭后温服。外治方：五倍子、金樱子、芡实按 1∶5∶5 比例，蜂蜜适量。前 3 味磨细粉，蜂蜜调匀成饼，敷于脐，纱布覆盖，胶布固定，早、晚各 1 次。并嘱患者做提肛练习。

12 月 2 日二诊：遗精每周 2～3 次，心烦、睡眠改善，纳差。上方去莲子心、槐花，加金樱子 15g，牡蛎 30g，桑螵蛸 10g。14 剂，每日 1 剂，水煎 2 次取汁合兑，分 2 次服。继续应用敷脐疗法。

12 月 17 日三诊：遗精每周 1 次，仍有纳差、便稀。上方加茯苓 20g，炒白术 15g，神曲 9g，木香 6g。14 剂，每日 1 剂，水煎 2 次取汁合兑，分 2 次服。继续应用敷脐疗法。

2018 年 1 月 3 日四诊：患者近 1 周未遗精，大便改善，心情转好，纳食改善。上方 7 剂继服。嘱继续中药敷脐，继续提肛练习。3 个月后随访，未再复发。

按：患者因脾肾亏虚、精关不固导致精液频繁遗泄而发病。"有梦为心病，无梦为肾病。"患者初诊属脾肾不足、心肾不交，虽无明显肝郁症候，但久病多郁。补肾固精既是治标，也是治本。这种情况需要清补，过于厚味难免"壮火食气"而致遗精更甚。固涩之品不可少，但不应是主药。

二十三、阳痿

阳痿指成年男子性交时，由于阴茎痿软不举，或举而不坚，或坚而不久，无法进行正常性生活的病证。相当于西医各种功能及器质性疾病造成的阳痿。

其病因有禀赋不足、劳伤久病，或七情失调、过食肥甘、湿热内侵等。基本病理变化为肝肾心脾受损，经络空虚，或经络失畅，导致宗筋失养而成。临床辨证应辨病情之虚实，病损之脏腑，虚实之夹杂。实证当疏利，虚证当补益。

（一）内治

基本方：熟地黄 15g，山药 15g，山萸肉 15g，枸杞子 15g，菟丝子 15g，仙茅 9g，淫羊藿 15g，肉苁蓉 12g，炒韭子 15g，当归 15g。

加减：若精神不振，胃纳不佳，夜寐不安，面色不华，为心脾两虚，加茯神、人参、白术、远志；若阴囊潮湿，下肢酸软，小便黄赤，属湿热下注，加车前子、泽泻、黄芩、生地黄、通草。

（二）外治

1．针灸

（1）命门火衰：主穴为关元、中极、太溪、次髎、肾俞、命门、三阴交。针用补法。中极针尖向下斜刺，力求针感向前阴传导。次髎以 65°朝向耻骨联合深刺，力求针感向前阴传导。关元、肾俞、命门加灸。

（2）心脾亏虚：主穴为关元、中极、次髎、脾俞、足三里、三阴交、心俞、章门、神门。针用补法。中极、次髎针刺法同上。脾俞、足三里加灸。

（3）肝郁不舒：主穴为中极、太冲、次髎、肝俞、阳陵泉、期门。针用泻法。中极、次髎针刺法同上。

（4）湿热下注：主穴为中极、曲骨、次髎、三阴交、膀胱俞、阴陵泉。针用泻法。中极、次髎针刺法同上。

（5）惊恐伤肾：主穴为中极、百会、次髎、肾俞、神门、三阴交、气海、心俞。针用补法或平补平泻法。中极、次髎针刺法同上。

2．热熨

方法 1：取粗盐 500g，放入锅中炒热后，用布或毛巾包裹，趁热敷于肚脐（注意避免烫伤），袋凉即换，每次 1 小时，每日 2 次。

方法 2：艾叶 30g，小茴香 30g，当归 30g，丁香 15g，淫羊藿 30g。制成粗末，上锅蒸热，布包，热敷会阴部，凉后再加热，睡前敷，每次半小时以上。

3．穴位贴敷

方法 1：取吴茱萸 200g，用白酒适量拌匀，用布包成数小包，蒸 20 分钟，趁热敷于肚脐、足心（注意避免烫伤），凉即更换，每次 20～30 分钟，每日 2 次。

方法 2：取仙茅、淫羊藿各 10g，共研成细末，用食醋适量调成糊状，分成 2

份，每天晚上睡觉前敷于双足涌泉穴，外用纱布覆盖，胶布固定，次日早上揭去。

4. 敷脐

方法 1：取生姜、小茴香、大葱各等份，捣碎，炒热后装入布袋内，趁热敷于肚脐（注意避免烫伤），袋凉即换，每次 30～40 分钟，每日 2 次。

方法 2：取五倍子、小茴香各等份，共研成细末，用温水调成团填肚脐，胶布固定，睡前用，次日晨取下。

5. 艾灸　取关元、三阴交、肾俞、气海等穴位进行艾灸，每次 10 分钟，每日 1 次。

以上各法，既可单独选用，也可配合使用。

（三）典型病案

杨某，男，29 岁，2019 年 9 月 16 日就诊。主诉：阳痿、早泄 1 个月。患者自 1 个月前性生活阳举无力，持续时间短，早泄，小腹部及腰酸痛，腰膝酸软，偶头晕，睡眠多梦，心烦口苦。舌质淡红，苔稍厚，尺脉沉。中医诊断：阳痿（心肾不交）。西医诊断：阳痿。治法：清心补肾。内服方：知母 15g，黄柏 12g，熟地黄 15g，山萸肉 15g，茯苓 15g，泽泻 15g，黄连 6g，牡丹皮 10g，桑椹子 15g，枸杞子 15g，菊花 15g，灯心草 5g，肉苁蓉 15g，鹿角胶 8g。7 剂，水煎服，每日 1 剂，早、晚饭后温服。外治方：仙茅、淫羊藿各 10g，共研成细末，用食醋适量调成糊状，分成 2 份，于每天晚上睡前敷于双足涌泉穴，外用纱布覆盖，胶布固定，次日早上揭去。

9 月 23 日二诊：患者服药后情况稍改善，仍时有头晕，睡眠欠佳。舌尖边红，苔薄白，脉沉。上方减牡丹皮，加川芎 15g，石菖蒲 12g，继服 14 剂，继续应用穴位贴敷疗法。

10 月 7 日三诊：仍有时早泄，余无不适。上方减肉苁蓉、菊花，加沙苑子 15g，阳起石 10g，继服 7 剂，继续应用穴位贴敷疗法。

10 月 14 日四诊：早泄情况改善，腰膝酸软减轻，已无头晕及心烦、口苦，睡眠改善。上方减黄连，加益智仁 15g，继服 14 剂以巩固疗效，继续应用穴位贴敷疗法。嘱调畅情志，加强体育锻炼。后随访情况稳定。

按：该案例青年男性，病程短，发病与情绪紧张、劳累等有关，心烦、口苦、心火偏亢；腰膝酸软，小腹痛等，为肾虚表现。心肾不交，治以清心补肾，以知柏地黄汤为基础方，加黄连、灯心草清心火，菊花清相火，桑椹子、枸杞子补肾阴，肉苁蓉、鹿角胶补肾偏于阳。清心补肾，阴阳并调。二诊加川芎活血行气、上行头目，石菖蒲化浊。三诊加沙苑子、阳起石温补肾阳。四诊加益智仁补肾固涩。合方以发挥良好作用，利于病情恢复。

二十四、遗尿、小便失禁

遗尿是一种经常睡中小便自遗，醒后方觉的病证。小便失禁是指在清醒状态下不能控制排尿，而尿液自行排出的病症。

遗尿多见于禀赋不足之儿童，小便失禁多见于老人及病久之人。总因脏气虚衰，气虚不固，或湿热瘀血内阻，引起膀胱失约而发病。本证以虚寒为主，温补为主法，若兼夹湿热、瘀血则大忌补涩。

（一）内治

经验方：熟地黄 15g，菟丝子 15g，肉苁蓉 15g，牡蛎 30g，五味子 15g，桑螵蛸 12g，益智仁 15g，山药 15g。

加减：若面白气短，甚则咳嗽、谈笑均可出现尿失禁，舌淡红苔白，脉虚，此为脾肺气虚，加人参、白术、黄芪、升麻、茯苓；若夜寐不佳，形体消瘦，精神不振，舌尖红，脉沉细，此为心肾亏虚，加茯苓、远志、酸枣仁；若小便频数，尿血，舌红苔腻，脉细滑数，此为湿热下注，加萆薢、石菖蒲、萹蓄、通草；若有瘀血之象加桃仁、红花等。

（二）外治

1. 敷脐

方法 1：五倍子、何首乌各 5g，研末，用醋调成团敷于脐部，外用油纸或纱布覆盖，胶布固定。每晚 1 次，连用 3～5 次。用于遗尿虚证。

方法 2：连须葱白 3 根，生硫黄末 3g。先将葱白捣烂，入硫黄末捣匀为膏，睡前置药膏于脐部，外用油纸或纱布覆盖，胶布固定。每晚 1 次，晨起除去，7天为 1 个疗程。用于遗尿虚证。

方法 3：桂枝、五倍子按 3∶1 比例，共研末备用。用时用藿香正气水调湿药末，使之成团，填脐固定，睡前敷，次日晨取下。连用 10 天为 1 个疗程。

2. 针灸

方法 1：针刺夜尿点（在小指掌面第 2 指关节横纹中点处），每次留针 15～20 分钟，每日或隔日 1 次，7 次为 1 个疗程。

方法 2：耳穴遗尿（在肾与内分泌之间，食管下方）压豆。配穴：肾、皮质下。耳穴压王不留行籽，分次留置 12 小时取下，再在对侧耳穴压，交替应用，7

天为 1 个疗程。

（三）典型病案

于某，女，77 岁，2013 年 2 月 15 日就诊。主诉：小便失禁反复发作 1 年。1 年前患者无明显诱因出现小便失禁，曾用西药抗感染治疗，效果不佳。近日患者因劳累过度而复发。症见：小便失禁，咳嗽，快步行走时会有尿液漏出，体倦乏力，无食欲，睡眠可。舌淡红，苔薄白，脉沉。辅助检查：尿蛋白（＋），红细胞（＋）。中医诊断：小便失禁（脾肾两虚，精微不固）。西医诊断：尿失禁。治法：健脾益气，补肾固摄。内服方：熟地黄 15g，菟丝子 15g，肉苁蓉 15g，牡蛎 30g，五味子 15g，桑螵蛸 12g，益智仁 15g，党参、黄芪、芡实、金樱子各 15g，白术、茯苓、山药各 12g，柴胡、升麻各 6g，炙甘草 10g。10 剂，水煎服，每日 1 剂，早、晚饭后温服。外治方：桂枝、五倍子按 3∶1 比例，共研末备用。用时用藿香正气水调湿药末使之成团，填脐固定，睡前敷，次日晨取下，连用 10 天为 1 个疗程。连服 10 剂后，患者尿失禁减轻，尿常规检查无异常，随访半年未发。

按：患者年老，下虚内损，则膀胱失约，便溺自遗。患者病史较长，因过劳而诱发，症见小便失禁，咳嗽，快步行走时有尿液漏出。病变在脾、肾。《内经》云："中气不足，溲便为之变"，又云："肾者主蛰，封藏之本，精之处也。"脾气虚则谷之精微不运，肾气虚则精气不固藏而下趋。故以健脾益气、补肾固摄为法。

二十五、头痛

头痛不是一种单独的疾病，而是一个临床症状，它可以仅仅是疲劳或不良情绪、不良生活习惯等的一种反应，但也可能是某种严重疾病的信号。

头痛之因不外乎外感和内伤两大类，其中风、寒、暑、湿等外邪可导致外感头痛，外感头痛病程短，起病急，临床治疗难度一般不大；而内伤头痛致病因素多为脏腑经络疾病、饮食失宜、房室起居不当等内因，而且错综复杂，内伤头痛病程长缠绵，病情易反复。左老师认为：内伤头痛主要与肝、胆、脾、胃、肾、三焦等脏腑功能有关。凡内伤头痛皆是因上述脏腑功能失调，导致清窍失荣，不荣则痛；痰浊瘀血上蒙，不通则痛。多为虚实夹杂多因素致病，主要归纳为风、火、痰、郁、虚、瘀六方面。

左老师认为头痛首辨外感、内伤。外感要辨寒热，内伤要分虚实。急性头痛多与外感有关，病久及顽固性头痛多与内伤有关。

（一）内治

1. 辨外感　外感多为感受风寒、风热或湿热之邪，邪循经入巅而头痛。风为阳邪，善行而数变，头为高巅之上，唯风可到，寒、热、湿可与之伴行。左老师治疗外感头痛，寒、热、湿均配伍祛风药物。

（1）风寒头痛：头痛连及项背，恶风畏寒，常喜裹头，遇寒加重，面部紧束感，口淡不渴，舌质淡，苔薄白，脉浮紧。

治法：疏风散寒，通络止痛。

经验方：川芎 12～15g，羌活 12g，荆芥 12g，薄荷 10g，细辛 3～6g，白术 12g，防风 12～15g，白芷 12g，延胡索 12g。

（2）风热头痛：头胀而痛，痛如刺灼感，发热恶风，或见口臭，牙龈肿痛，或见大便干燥，小便短赤，局部喜冷，舌红苔黄腻，脉浮数。

治法：疏风清热，通络止痛。

经验方：川芎 12～15g，白芷 15g，石膏 30～50g，菊花 12～15g，藁本 12g，羌活 12g，薄荷 10g，黄芩 12g，连翘 15g。

（3）风湿头痛：头痛头重如裹，形体肥胖，脘闷纳呆，舌淡胖，苔白腻，脉滑。

治法：祛风胜湿。

经验方：川芎 12～15g，羌活 12g，白芷 12g，蔓荆子 10g，防风 12～15g，藁本 12g，陈皮 12g，半夏 12g，延胡索 12g。

2. 辨内伤　内伤头痛当分虚实。虚则以气血虚、肾精亏为主；实则有痰浊、瘀血、肝阳上亢诸型。头部多瘀，虚证、实证皆当配伍活血化瘀药。

（1）气虚头痛：头痛，痛势绵绵，时发时止，劳则加剧，倦怠乏力，畏寒少气，口淡无味，舌苔薄白，脉无力。

治法：益气升清。

经验方：党参 15g，黄芪 30g，白术 12g，当归 12g，白芍 12～15g，川芎 12g，蔓荆子 10g，茯苓 15g，炒山药 12g。

（2）血虚头痛：头痛而晕，面色少华，心悸怔忡，舌质淡，脉细。

治法：养血补血。

经验方：熟地黄 15g，菊花 12g，当归 12g，白芍 12～15g，川芎 12g，蔓荆子 10g，枸杞子 12g，何首乌 12g。

（3）肾精亏虚：头窍空痛，伴眩晕耳鸣，腰膝酸软，遗精带下，舌苔薄白，脉沉细无力。

治法：补肾填精。

经验方：熟地黄 15g，菊花 12g，当归 12g，白芍 12～15g，川芎 12g，蔓荆子 10g。

（4）痰浊头痛：头痛昏蒙，胸脘痞闷，纳呆呕恶，舌苔白腻，脉滑或弦滑。

治法：化痰降逆。

经验方：半夏 10g，白术 12g，天麻 12g，橘红 12g，茯苓 15g，川芎 12g，牛膝 15g，菊花 12g，当归 12g，白芍 12～15g，蔓荆子 10g。

（5）瘀血头痛：头痛如锥刺刀割，部位固定不移，或食后加重，舌质偏暗，多见瘀点，脉细或细涩。

治法：活血化瘀，通络止痛。

经验方：延胡索 12g，赤芍 12g，川芎 12～15g，桃仁 12g，红花 12g，牛膝 15g，菊花 12g，当归 12g。

（6）肝阳上亢：头胀痛，头目眩晕，烦躁易怒，面红目赤，头痛以两侧为重，诸症遇精神刺激而加重，口苦，舌淡，苔薄白，脉弦细。

治法：镇肝潜阳，息风止痛。

经验方：天麻 12g，钩藤 15～30g，石决明 30g，橘红 12g，桑寄生 15g，茯苓 15g，川芎 12g，牛膝 15g，菊花 12g，黄芩 12g，当归 12g。

3. 引经药的应用　头为诸阳之会，手足三阳经均循头面，厥阴经也会于巅顶，脏腑经络受邪不同，头痛部位也异，循经用药，可奏事半功倍之效。太阳经头痛多在头后，下连项背，加用羌活；阳明经头痛多在前额及眉棱骨处，引经加白芷；少阳经头痛多在颞部，加柴胡引经；少阴经头痛在枕部，加细辛；厥阴经头痛则在巅顶，应加藁本。左老师强调，虽风、瘀为头痛的主要病因病机，但审证求因是治疗的前提，见痛止痛，妄用风药，也失治病求本之原则。

（二）外治

1. 热熨　处方：白芷 30g，野菊花 20g，蔓荆子 15g，蚤休 10g，羌活 15g，细辛 10g。研粗末，上锅蒸馏，趁热布包，蒸熨头部，每日 2 次。上方可反复用 2 天，用时再用同方法加热。用于寒性头痛。

2. 按摩　对头部进行力度适中的按摩，是缓解偏头痛的有效方法。太阳穴是偏头痛按摩的重要穴位，可以用食指来按压，也可以用拳头在太阳穴到发际处轻轻来回转动按摩。

3. 热浴　淋浴时，让热水直接冲打头、颈部以及后背，可缓解头颈部肌肉紧张，以缓解头痛。

（三）典型病案

张某，女，49岁，2017年8月23日就诊。主诉：头痛头晕1年余。诉头痛头晕，曾查血压高，未予系统治疗，平素下肢浮肿，头胀痛。血压165/95mmHg。查体：下肢轻度凹陷性水肿，面红。舌淡红，边有齿印，苔薄白，脉弦数。辨证：肝阳上亢。治法：平肝潜阳。内服方：天麻12g，钩藤30g，石决明30g，栀子6g，首乌藤30g，牛膝15g，川乌3g，柴胡15g，当归15g，菊花10g。7剂，水煎服，每日1剂，早、晚饭后温服。卡托普利25mg，早、晚各1次。氟桂利嗪5mg，每晚服用。外治方：白芷30g，野菊花20g，蔓荆子15g，蚤休10g，羌活15g，细辛10g。研粗末，上锅蒸馏，趁热布包，蒸熨头部，每日2次。同时配合食指按压太阳穴，并用拳头在太阳穴到发际处轻轻来回转动按摩。

8月29日二诊：按摩热敷后头痛可缓解，后仍头痛头晕，睡眠可。舌质淡，苔薄白，脉细。血压160/95mmHg。上方加红花15g，降压药换用硝苯地平缓释片20mg，早、晚各1次。

9月6日三诊：血压136/83mmHg。头痛症状减轻，头晕、水肿不明显，继续上方。

按：头痛原因复杂，临床治疗应标本兼治。控制血压可有效改善症状，局部外用中药热熨，改善局部神经肌肉紧张以缓解头痛。诸风掉眩，皆属于肝。阳动则风生，肝缓则风息。阴虚则阳亢，阴足则阳潜。

二十六、腰痛

腰痛是一类因腰部感受外邪，或因劳伤，或由肾虚而引起气血运行失调，脉络绌急，腰府失养所致的以腰部一侧或两侧疼痛为主要症状的病证。

腰痛首先要辨外感、内伤。外感者腰痛急骤，伴有外邪症状；内伤起病缓，有脏腑表现，多与脾、肾有关。本着"急者治其标，缓者治其本"的原则，急性期腰痛以活血消肿、化瘀通络、清热利湿为主；缓解期治疗以治本为主或标本兼顾，治疗当以补肾为主，佐加通络之品。

（一）内治

1. **外感腰痛**　基本方：羌活12g，独活12g，杜仲15g，桑寄生15g，防风12g，续断12g，苍术15g，川芎12g，秦艽12g，桂枝12g，当归12g，茯苓15g。

加减：若腰部冷痛重着，转侧不利，受凉加重，为寒湿腰痛，加麻黄、白芷、杜仲、桑寄生。若腰痛伴热感，或见肢节红肿，苔黄，脉细数，为湿热腰痛，加黄柏、苍术、萆薢、泽泻。若痛连脊背，腰痛拘急，苔白，脉浮，为风寒湿腰痛，加桂枝、羌活、葛根、细辛、白芍。

2. 内伤腰痛　基本方：熟地黄 15g，山萸肉 12g，山药 15g，杜仲 12g，牛膝 12g，菟丝子 15g，桑寄生 15g，续断 12g，狗脊 12g，骨碎补 12g，秦艽 12g，苍术 12g。

加减：若腰酸软无力，遇劳更甚，为肾虚腰痛，加重补肾之力。若腰痛伴面色㿠白，腰痛重着，纳少，为脾湿腰痛，加强健脾化湿之力。

（二）外治

1. 中药熏蒸　基本方：麻黄 6g，川椒 9g，防风 15g，艾叶 15g，桂枝 12g，杜仲 15g，威灵仙 20g，当归 20g，川芎 9g，苍术 9g，白术 15g，木香 6g。属寒证加细辛、干姜，重用桂枝；湿重加羌活、独活，重用苍术；血瘀加红花、三棱、苏木；湿热加茵陈、虎杖、秦艽、地肤子、葛根；痛甚加乌头、细辛、郁金；寒热夹杂用散寒清热之品。将中药与水加入中药熏蒸机内的药锅中，加热使药物蒸气弥漫于机仓中，温度控制在 40～50℃ 之间，患者穿短裤、背心，除头外全身进入机仓中。每次熏蒸 15～20 分钟，7 日为 1 个疗程。

2. 湿敷　处方：吴茱萸、黑附子、桂枝、伸筋草、川芎、苍术、羌活、独活、威灵仙各 12g，土鳖虫、全蝎、冰片各 10g，细辛 6g，红花 15g，川椒 30g。将上述药物烘干，研为细末，过筛，取生姜汁或酒调成膏状敷于患处。本方善治风寒湿所致腰痛及腰肌劳损、外伤腰痛。

3. 熨敷　处方：桑寄生 15g，杜仲 15g，狗脊 15g，续断 15g，防风 15g，秦艽 15g，荆芥 30g，桂枝 15g，艾叶 15g，透骨草 30g，延胡索 15g，乳香 10g，没药 10g。研成粗末，上锅炒热，喷洒白酒，趁热布包温熨腰部。

（三）典型病案

张某，女，55 岁，2019 年 7 月 1 日就诊。主诉：腰痛及双下肢冷痛 3 年余，加重 1 个月。自 3 年前出现腰痛，活动后加重，伴双下肢冷痛，偶有麻木，曾用中药配方足浴治疗有效。症状时轻时重。近 1 个月劳累受凉，上述症状明显，遂来诊。平素怕凉，汗少。舌淡白，苔薄腻，脉沉。腰椎有压痛，双膝浮髌试验阴性，双下肢无水肿。腰椎 CT：L3/4、L4/5 椎间盘突出，腰椎退行性病变。中医诊断：腰痛（寒湿痹阻）。西医诊断：腰椎间盘突出症，腰椎退变。治法：祛寒除湿，补肾通络止痛。内服方：羌活 12g，独活 12g，桑寄生 15g，杜仲 15g，续断 15g，制川乌 10g（先煎），威灵仙 15g，秦艽 15g，牛膝 15g，红花 15g，川芎 15g，老鹳草 30g，乌梢蛇 10g。7 剂，水煎服，每日 1 剂，早、晚饭后温服。外治法：吴茱萸、黑附子、桂枝、伸筋草、川芎、苍术、羌活、独活、威灵仙各 12g，土鳖虫、全蝎、冰片各 10g，细辛 6g，红花 15g，川椒 30g。将上述药物烘干，研为细末，过筛，取生姜汁或酒调成膏状，敷于患处。

7 月 8 日二诊：腰腿疼痛及麻木较前稍减轻，舌淡白，苔薄腻，脉沉。上方加茯苓 15g，穿山龙 30g，继服 14 剂。

7 月 22 日三诊：腰及双下肢冷痛已明显改善，怕凉改善，麻木减轻。效可，上方继服 2 周以巩固疗效。嘱避免劳累、受凉。后随诊稳定。

按：腰椎间盘突出症，属于中医腰痛范畴，左老师辨证为气滞血瘀型、风寒湿型、肾虚型，可辨病应用独活寄生汤、黄芪桂枝五物汤加用葛根和木瓜等治疗，亦可口服我院自制剂壮筋束骨丸、三龙蠲痹液等。该案辨证为寒湿痹阻，患者年过半百，亦有肝肾不足，治以独活寄生汤加减。方中羌活、独活、制川乌、威灵仙祛寒除湿、通络止痛，桑寄生、杜仲、续断补肝肾、强腰脊，红花、川乌活血通络，老鹳草祛风湿、舒筋活络，久病入络加乌梢蛇通络止痛，牛膝引药下行。二诊加茯苓渗湿健脾，穿山龙增强祛风湿、活血通络之力。合方祛寒除湿，补肾通络止痛，以改善病情，效佳。

二十七、痛经

痛经是妇科常见疾病，在临床上表现为经期及行经前后出现明显的小腹痉挛性疼痛、坠胀，或伴有腰酸痛不适，严重者伴有头晕或恶心呕吐，甚者可见面色苍白、出冷汗、手足厥冷、剧痛昏厥等危象。西医将痛经分为原发性痛经和继发性痛经。中医称之为"行经腹痛"。

痛经有虚实之分，一为实证痛经，不通则痛；一为虚证痛经，不荣则痛。情志抑郁、起居不慎或六淫为害均可导致冲任瘀阻或寒凝经脉，致使气血运行不畅，胞宫经血流通受阻，此为"不通则痛"之痛经。若气血虚弱，肝肾亏损，精亏血少，胞脉、冲任失于濡养，此为"不荣则痛"之痛经。

痛经论治原则以调理冲任气血为主，经期调血止痛治标，平时辨证求因治本，并结合素体情况，又须根据不同证型，或行气，或活血，或散寒，或清热，或补虚，或泻实，最后达到"通则不痛"的目的。

（一）内治

基本方：当归 12g，川芎 15g，熟地黄 15g，桃仁 10g，红花 10g，香附 12g，延胡索 12g，青皮 12g，柴胡 12g。

主治：用于经前或经期小腹胀痛、拒按，胀感，腹痛如针刺样，月经量少，色暗或有血块，伴见胸胁、乳房胀痛，舌质紫暗有紫斑，脉沉弦或沉涩。

加减：经前或经期小腹疼痛，小腹凉感，拒按，得热则舒，月经量少，色暗有块，舌质暗，苔薄白，脉沉紧或沉迟。此为寒邪客于胞宫，经血凝滞。治当温经散寒、通经行滞，加官桂、小茴香、干姜、没药、五灵脂。若经前、经期或经后小腹隐隐作痛，喜暖喜按，四肢不温，面色苍白，口唇色淡，月经量少，色淡质稀，舌质淡，苔薄白，脉细弱。为气血虚弱，血海空虚，胞脉失养，加桂枝、白芍、黄芪、党参、益母草、广木香。

（二）外治

1．针灸　针刺取穴：三阴交、关元、气海、地机、足三里、中极、太冲、次髎、血海、子宫。腹痛时毫针刺法可以起到通经活血、理气止痛的作用。

2．艾灸　艾灸能温阳散寒、芳香化湿、活血通络。根据需要选用艾绒或艾炷。选穴：关元、三阴交、神阙、中极、气海，主要是循经取穴。

3．耳穴压豆　取耳穴中子宫、卵巢、内分泌、皮质下、交感、神门、肾、肝等穴位，以王不留行籽按压，定时刺激穴位，能调节脏腑经络，从而达到治疗痛经的目的。

4．敷脐　处方：延胡索、细辛、白芥子按 3：1：3 的比例，共研细末，温水调湿成团，填脐，固定 12 小时取下。经前 5 天开始应用，月经来潮停止。能温经散寒，活血止痛。

（三）典型病案

李某，女，28 岁，2020 年 1 月 10 日就诊。主诉：痛经半年。患者半年前外出受凉，每于行经前及行经时小腹冷痛，喜暖喜按，得温痛减，并伴有腰骶疼痛，酸冷，下坠感，月经量少，色暗，有血块。此次行经疼痛加重，遂来诊。舌质淡暗，苔白润，脉沉。中医诊断：痛经（寒凝血瘀）。西医诊断：痛经。治法：温经散寒，祛瘀止痛。内服方：吴茱萸 12g，桂枝 12g，当归 15g，白芍 15g，川芎 15g，阿胶 6g（烊服），艾叶 10g，红花 12g，炮姜 10g，延胡索 10g，甘草 6g。7 剂，水煎服，每日 1 剂，早、晚分后温服。嘱忌生冷之品，饮食调护。外治方：延胡索、细辛、白芥子按 3：1：3 的比例，共研细末，温水调湿成团，填脐，固定 12

小时取下。经前 5 天开始应用，月经来潮停止。

1 月 17 日二诊：服上方 7 剂后，适逢月经来潮，腹痛轻微，腰骶冷痛改善，月经量稍增多，色暗，无明显不适。上方加小茴香 30g，以温经散寒止痛。继服 7 剂。

1 月 24 日三诊：服药后病情稳定改善，嘱以后每于月经前 10 天开始药物填脐兼服药至月经来，调理 3 个月。

按：冲为血海，任主胞胎，二脉皆起于胞宫，循行于少腹，与经产关系密切。冲任虚寒，血凝气滞，故月经不调，寒凝血瘀，经脉不畅，则致痛经。方中吴茱萸、桂枝、炮姜温经散寒、通利血脉。其中吴茱萸功擅散寒止痛，桂枝长于温通血脉，共为君药。胶艾四物汤温经散寒、活血祛瘀、养血调经，红花活血散瘀，延胡索行气活血止痛，甘草调和诸药，并与白芍配伍以缓急止痛。诸药合用，共奏温经散寒、祛瘀止痛之效。

二十八、闭经

闭经为常见的妇科症状，表现为无月经或月经停止。根据既往有无月经来潮，分为原发性闭经和继发性闭经两类。原发性闭经指年龄超过 14 岁，第二性征未发育；或年龄超过 16 岁，第二性征已发育，月经还未来潮。继发性闭经指正常月经建立后月经停止 6 个月以上，或按自身原有月经周期停止 3 个周期以上。青春期前、妊娠期、哺乳期以及绝经后期出现的无月经均属生理性闭经。

月经的产生是脏腑、天癸、气血、冲任共同协调作用于胞宫的结果，任何一个环节发生功能失调都会导致血海不能按时满溢而出现闭经。闭经的病因病机复杂，但究其病因不外乎虚实两端，虚者多由于先天肾气不足，冲任未充；或肝肾虚损，精血匮乏；或阴虚血燥，血海干涸；或脾胃虚弱，气血乏源。实者主要因气滞血瘀、痰湿阻滞冲任胞宫，血海阻隔，经血不得下行而成闭经。

左老师认为闭经的辨治首当分清虚实。一般而论，禀赋不足，年逾 16 周岁尚未行经，或月经后期，量少色淡，逐渐至闭经者，多属虚证。以往月经正常而突然停闭，或伴痰湿、瘀血等征象者多是实证。闭经虽有虚实之分，但在临床常有虚实错杂、本虚标实之复杂证候，须当细辨。

（一）内治

经验方 1：当归 15g，川芎 12g，白芍 12g，熟地黄 15g，黄芪 30g，党参 15g，茯苓 15g，炒白术 15g，女贞子 15g，菟丝子 15g，墨旱莲 12g。水煎服。

主治：用于气血亏虚证。

加减：头晕耳鸣，腰膝酸软者，加枸杞子 15g，山萸肉 15g，加强补肝肾。心悸短气，食欲不振，乏力者，加大枣 10g，山药 15g，以健脾益气血。五心烦热，潮热盗汗，阴虚者，加麦冬 12g，知母 12g，地骨皮 15g。

经验方 2：柴胡 12g，香附 15g，郁金 10g，桃仁 10g，红花 10g，当归 15g，川芎 15g，熟地黄 15g，赤芍 12g，白芍 12g，苍术 15g，桂枝 15g，月季花 12g。水煎服。

主治：用于肝经瘀滞实证。

加减：小腹冷痛，四肢不温，带下量多色白者，加小茴香 12g，肉桂 6g，王不留行 10g，以温经散寒。若伴胸胁胀满，神疲倦怠，或面浮肢肿者，加半夏 10g，陈皮 12g，茯苓 15g，以祛湿化痰。

（二）外治

1. 足浴　用内服药渣加水 2500mL，煎煮 10～15 分钟，足浴。

2. 敷脐　处方：肉桂、延胡索、细辛、白胡椒、川芎各 10g。共研为末，装瓶密封备用。用时每次取药末 5～10g，用黄酒调湿成团，敷于脐部，每日 1 次，治愈为止。

3. 热熨　处方：益母草 50g，红花 30g，细辛 10g，晚蚕沙 100g，大曲酒 100mL。先将前 3 味制成粗末，加入晚蚕沙，放入砂锅中炒热，再以大曲酒 100mL 撒入拌炒片刻，趁热装入布袋中，扎紧袋口，待触之不烫手时热熨小腹部，每次 30～40 分钟，每日 2 次。

（三）典型病案

王某，女，43 岁，2019 年 7 月 29 日就诊。主诉：月经 7 个月未至。诉平素时有腰痛，腹凉，睡眠欠佳。除外怀孕。既往史：8 个月前流产 1 次。面色淡润，舌质淡红，苔薄白，脉细。辅助检查：尿妊娠试验阴性，妇科彩超未见异常。中医诊断：闭经（脾虚宫寒，气血不调）。西医诊断：闭经。治法：健脾暖宫散寒，调和气血。内服方：当归 15g，川芎 15g，白芍 15g，熟地黄 15g，月季花 15g，艾叶 10g，小茴香 12g，酸枣仁 30g，茯苓 15g，红花 12g，鹿角胶 6g。15 剂，水煎服，每日 1 剂，早、晚饭后温服。外治方：肉桂、延胡索、细辛、白胡椒、川芎各 10g。共研为末，装瓶密封备用。用时每次取药末 5～10g，用黄酒调湿成团，敷于脐部，每日 1 次。嘱经来即止。

8 月 13 日二诊：患者服药 12 剂后，月经已至，行经时略有腹痛，腹凉较前改善，纳可，睡眠稍改善。舌淡红，苔薄白，脉细。上方加乌药 15g，10 剂，嘱经期过后服用。

8 月 23 日三诊：患者情况稳定，无不适，睡眠改善，舌脉同前。嘱继服 10剂以改善病情。

按：该案分析为脾虚宫寒、气血不调，治以健脾暖宫散寒、调和气血。以四物汤补血和血，月季花活血调经，艾叶、红花活血温经，小茴香温经散寒止痛，酸枣仁安神定志，茯苓健脾渗湿，鹿角胶温补益经养血。二诊加乌药增强行气止痛、温肾散寒之效。合方切中病机，有利于改善病情。

二十九、盆腔淤血综合征

盆腔淤血综合征，也称卵巢静脉综合征。多见于 30～50 岁经产女性，是一种难治性疾病。患者常出现乳房疼痛、下腹部不适、痛经、腰骶部疼痛、性交痛、白带多等症状。中医学无此病名，据其临床症状和体征，可归属于腹痛、痛经、带下等疾病范畴。

盆腔淤血综合征多因情志所伤，肝失疏泄，气机失调；或房劳多产，精气亏损，经脉失养；或起居不慎，寒湿留滞冲任胞宫、胞脉、胞络，导致气血运行不畅，脉络不通而为病。对盆腔淤血综合征当辨其虚实，虚者治宜养肝补肾填精，实者治宜疏肝解郁、行气活血逐瘀。

（一）内治

经验方 1：桃仁 10g，红花 15g，川芎 15g，当归 12g，熟地黄 15g，延胡索 12g，香附 15g，乌药 12g，益母草 30g，王不留行 15g。

加减：伴乳胀痛，加柴胡 12g，郁金 10g；小腹冷痛，经量少，月经延期，畏寒肢冷，加小茴香 12g，干姜 10g，肉桂 6g。

经验方 2：熟地黄 15g，山萸肉 15g，枸杞子 15g，菟丝子 15g，桑寄生 15g，黄芪 30g，当归 12g，川芎 15g，阿胶 6g。

加减：经量少，有血块，小腹隐隐作痛，加三七粉 3g，肉苁蓉 10g，去阿胶，加鹿角胶 6g；月经时多时少，腰痛下坠，加柴胡 12g，杜仲 15g。

（二）外治

1. 中药灌肠　丹参、蒲公英、地丁各 20g，川芎、红花、红藤各 15g，莪术、桃仁、三棱、乳香、没药、延胡索、五灵脂各 9g。水煎取汁，药液温度为 36～40℃，保留灌肠，每晚睡前 1 次，每次 80～100mL，6 天为 1 个疗程。共 2 个疗程，疗程间休息 1 天。经期停止用药。

2. 足浴 丹参 30g，红花 20g，川芎 15g，桃仁 15g，王不留行 15g，桂枝 20g。大火煮开，小火再煮 15～20 分钟，取汁足浴，每次 30～40 分钟，每日 2 次，每剂药可反复加热用 2～3 次。

（三）典型病案

朱某，女，33 岁，2019 年 9 月 2 日就诊。主诉：乳房胀痛、腹部不适 1 年。患者 1 年来出现乳房胀痛，腹部不适，烦躁易怒，腰骶部及下腹部偶有疼痛，下腹部有坠胀感。平素白带较多。面色淡润，舌边尖暗红，苔薄，脉弦细。双乳膨隆，局部有硬结。中医诊断：郁证（肝郁气滞）。西医诊断：盆腔淤血综合征。治法：疏肝解郁，行气活血。内治方：桃仁 10g，红花 15g，川芎 15g，当归 12g，熟地黄 15g，延胡索 12g，香附 15g，乌药 12g，益母草 30g，王不留行 15g，柴胡 12g，郁金 10g。14 剂，水煎服，每日 1 剂，早、晚饭后温服。外治方：丹参 30g，红花 20g，川芎 15g，桃仁 15g，王不留行 15g，桂枝 20g。大火煮开，小火再煮 15～20 分钟，取汁足浴，每次 30～40 分钟，每日 2 次，每剂药可反复加热用 2～3 次。

9 月 16 日二诊：用药后腹部疼痛不适感及乳房胀痛减轻。上方继服 14 剂。

9 月 30 日三诊：患者诉配偶自外地返回本地工作，情志调畅，上述症状基本消失。处上方 5 剂巩固。3 个月后随访，未复发。

按：患者本病因肝气郁结、情志不遂所致，治疗应以疏肝解郁、调畅气机为主。柴胡、郁金、香附疏肝理气；川芎、红花活血行气散结。本病发病机制较复杂，单独西药治疗效果不佳，且容易反复发作，需要联合中药治疗。本病以血瘀为主，应以活血化瘀为基本大法。

三十、产后风湿

产后风湿，又称"产后痹"，俗称"月子病"。其病发于产后，由于产后体虚，复外感风寒湿邪，瘀血留滞而出现一系列疼痛症状。病位在肌肤，在筋脉，在血脉，病机可概括为正虚、邪侵及血瘀，以虚为本，兼有风寒湿瘀阻肌肤筋脉，不荣则痛，不通则痛。

（一）内治

1. 气血亏虚 四肢关节酸痛，乏力，自汗，怕冷，头晕，气短，受凉后疼痛加重，脉沉无力，舌质淡红，苔薄白。

治法：补益气血，通络止痛。

基本方：黄芪 30g，桂枝 15g，白芍 15g，当归 15g，五味子 12g，红参 10g，桑寄生 15g，鸡血藤 15g，防风 12g，茯苓 15g，炒白术 15g，威灵仙 15g，独活 12g。

2. 肝肾阴虚　四肢关节酸痛怕风，肩背腰膝酸痛，足跟痛，畏寒喜暖，手足不温，自汗，脉沉无力，舌质淡红，苔薄白。

治法：补益肝肾，强筋壮骨。

基本方：熟地黄 15g，山萸肉 15g，桑寄生 15g，杜仲 15g，续断 15g，菟丝子 15g，五加皮 15g，骨碎补 15g，独活 12g，黄芪 30g，桂枝 12g，白芍 12g。

3. 气虚血瘀　肌肉关节疼痛，畏寒肢冷，肌肉𰸐动，皮肉刺痛，部位不固定，手足麻木，气短无力，舌质有瘀斑，脉沉细无力。

治法：补益气血，活血通络。

基本方：黄芪 30g，桂枝 15g，赤芍 15g，白芍 15g，桑寄生 15g，天麻 12g，川芎 15g，鸡血藤 30g，威灵仙 15g，杜仲 15g，防风 12g，红花 12g。

（二）外治

1. 足浴　内服药渣加水再煎泡脚，每日 1 次，每次 20～30 分钟。注意水温不宜超过 40℃，避免大汗。

2. 耳穴压豆　产后易心情抑郁，应做好心理疏导，配合耳穴压豆，选穴如神门、皮质下、交感、心、肾等，每周 2 次，每日按压压豆处 3～5 次，每次 1～2 分钟。

（三）典型病案

黄某，女，35 岁，2019 年 9 月 12 日就诊。主诉：产后肢体冷痛 3 个月。患者 3 个月前顺产一女婴，1 个月后出现腰腿冷痛，双足跟痛，头昏神疲，自汗肢麻，怕风怕冷，饮食尚可，二便正常。舌淡苔白，脉微而紧。化验血常规、风湿系列、尿常规均阴性。中医诊断：产后痹（气血亏虚，风寒阻络）。西医诊断：产后风湿。治法：补益气血，温经和营通痹。内服方：黄芪 40g，桂枝 12g，白芍 10g，桑枝 30g，防风 15g，浮小麦 30g，附子 9g，干姜 10g，独活 12g，怀牛膝 10g，杜仲 15g，全当归 10g，生姜 3 片，大枣 12 枚。水煎服，每日 1 剂。足浴方：内服药渣加水再煎泡脚，每日 1 次，每次 20～30 分钟。水温适宜，避免大汗。

9 月 23 日二诊：服上药 10 剂后腰腿痛减，自汗已止，怕风怕冷减轻。上方去浮小麦、附子，加党参 15g，茯苓 15g，炒白术 15g，熟地黄 15g，鸡血藤 15g，以补益气血。再服 10 剂，诸症均不明显。继续内服药渣加水再煎足浴。嘱注意调养，巩固疗效。

按：产后气血亏虚，感受风寒之邪，见周身疼痛、麻痹不遂、面色苍白、舌淡苔白、脉象虚弱小紧等，此为产后气血亏耗，脉络空虚，感受外邪，风寒入侵，正虚无力驱邪，外邪留滞，痹阻经络，筋脉失养，故出现腰腿冷痛，肢麻，双足跟痛；气虚卫外不固，风寒侵袭，故怕风怕凉；气血虚衰，并见头昏神疲，自汗；舌淡苔白，脉微而紧，为气血亏虚、风寒阻络之象。治以补益气血、温经和营通痹。方以黄芪桂枝五物汤加味治之。黄芪益气固卫为主药，辅以桂枝温经通阳，佐以芍药养血和营，加怀牛膝、杜仲补肾壮腰，加附子、干姜温阳散寒，加防风、独活、桑枝祛风湿通络，姜、枣同用调和营卫，使气行血畅，则痹痛自除。

本患者内服方以补益气血、温经和营通痹为主，药渣加水再煎足浴，可加强温通经脉之效，但需注意水温适宜（40℃左右），切勿太热，以致身体大汗。

三十一、梅核气

梅核气是以咽中似有梅核阻塞、咯之不出、咽之不下、时发时止为主要表现的病证。临床以咽喉中有异常感觉，但不影响进食为特征。多因情志不畅，肝气郁结，循经上逆，结于咽喉；或乘脾犯胃，运化失司，津液不得输布，凝结成痰，痰气结于咽喉引起。中医肝病、咽喉疾病、精神疾病均可见此病证。

西医称为咽异感症，又常被诊为咽部神经症，或称咽癔症。该病多发于青中年人，以女性居多。临床表现有咽部异常感觉，如痰黏感、蚁行感、灼热感、梗阻感、异物感等。

（一）内治

基本方：半夏 10g，厚朴 15g，白术 15g，茯苓 30g，苍术 15g，香附 10g，青皮 10g，陈皮 12g，紫苏梗 10g，竹茹 10g。每日 1 剂，水煎，早、晚分服。

方中半夏辛温入肺、胃，化痰散结，降逆和胃，为君药；厚朴苦辛性温，下气除满，助半夏散结降逆，为臣药；白术健脾益气，茯苓甘淡渗湿健脾，以助半夏化痰；竹茹、青皮、陈皮理气化痰；生姜辛温散结，和胃止呕，且制半夏之毒；紫苏梗芳香行气，理肺舒肝，助厚朴行气宽胸、宣通郁结之气；香附行气，共为佐药。

（二）外治

1. 橡胶锤疗法　常规弹打背部、腹部，选穴如膻中、期门、足三里等，重点弹打上、中、下脘。

2．耳穴压豆　选穴神门、皮质下、交感、脾胃等。

3．足浴　内服方药渣再煎足浴。

（三）**典型病案**

李某，女，48 岁，2019 年 5 月 20 日就诊。主诉：反复口干、咽喉部异物感半年，加重 1 周。患者近半年经常口干，伴有咽喉部异物感，吞咽不下，生气或劳累后更甚，伴有精力下降，易疲惫，偶烦躁。近 1 周症状加重，伴脘腹胀满，食少倦怠，偶恶心，口淡，欲饮水。舌淡苔白腻，脉弦滑。曾做胃镜、喉镜无特殊异常。中医诊断：梅核气。辨证：痰气互结。治法：行气散结，化痰降逆。内服方：半夏 10g，厚朴 15g，茯苓 30g，苍术 15g，陈皮 15g，枳壳 15g，紫苏叶15g，香附 10g，木蝴蝶 5g，生姜 15g。每日 1 剂，水煎服。耳穴压豆：选穴神门、皮质下、交感、脾胃等。嘱患者每日揉按压豆处 3～5 次，每次 1～2 分钟。治疗 1 周后口干缓解，咽喉异物感减轻。嘱患者劳逸结合，畅情志，服药巩固。治疗 1 个月后症状消失，精神状态转佳。后随访该患者，表示已自学耳穴压豆，并时常自行压豆调节情志及睡眠。

按：《仁斋直指方》指出："七情气郁，结成痰涎，随气积聚，坚如块在心腹间，或塞咽喉如梅核粉絮样，咯不出咽不下，每发欲绝，逆害饮食。"本案因痰气郁结于咽喉所致，情志不遂，肝气郁结，肺胃失于宣降，津液不布，聚而为痰，痰气相搏，结于咽喉，故见咽中如有物阻，咯吐不出，吞咽不下；肺胃失于宣降，致胸中气机不畅，而见胸胁满闷，或咳嗽喘急，或恶心呕吐等。气不行则郁不解，痰不化则结难散，故宜行气散结、化痰降逆之法。

半夏厚朴汤为治梅核气良方，配于方中可行气散结、化痰降逆。患者气郁较甚，加枳壳、香附、木蝴蝶助行气解郁之功；脘腹胀满，食少倦怠，加苍术、陈皮健脾利湿除满。耳穴压豆选用调畅情志穴位，能解郁行气、改善睡眠。

三十二、湿疹

湿疹是一种常见的由多种内外因素引起的表皮及真皮浅层的炎症性皮肤病。其临床表现具有对称性、渗出性、瘙痒性、多形性和复发性等特点。可发生于任何年龄、任何部位、任何季节，但常在冬季复发或加剧，易反复发作。

本病属于中医湿疮、浸淫疮、血风疮范畴。因其发病部位不同，又有不同名称，发于耳部的称"旋耳疮"，发于阴囊部的称"绣球风"，发于肘部及膝盖部的称"四弯风"，发于乳头的称"乳头风"等。

西医学认为本病发病机制主要是变态反应所致。其致敏原可以是食物、药物、肠寄生虫、细菌、花粉、动物羽毛，或冷、热、日光等因素。此外，还可能与消化不良、内分泌障碍、精神因素、病灶感染等有关。本病诊断主要根据病史及临床表现特点，诊断较容易。急性湿疹皮疹表现为多形性、对称分布，倾向渗出；慢性型皮损呈苔藓样变；亚急性损害介于上述两者之间。自觉瘙痒剧烈，容易复发。对特殊型湿疹应注意其独特临床症状，诊断也不困难。慢性湿疹需同神经性皮炎鉴别，神经性皮炎先有瘙痒后发皮疹，苔藓样变明显，皮损干燥，一般无渗出，无色素沉着，好发于颈项、骶部及四肢伸侧，可耐受多种药物及理化等刺激。

左老师认为湿疹是由外邪引发脏腑功能失调为病或内邪招致外邪相合致病。湿疹发病内因为患者素体血热，或因饮食不节，伤及脾胃，导致脾运失健，水湿停滞，湿热内蕴；外因为风邪所侵。风、湿、热三邪搏于肌肤，以致血行不畅、营卫失和而发病。慢性者则多由急性反复发作，病久邪深，湿郁化火，耗伤津血，以致血虚生风化燥，肤失濡养而成。治疗当以利湿为主，即使血虚风燥证亦应照顾及此。此外，在湿疹治疗中，还当结合经络辨证。如发于面部者，与脾、胃二经有关；发于耳部、胸胁、乳房部、外阴者，则多属肝胆湿热，用药当有所别。

（一）内治

本病治疗原则以化湿为主，或健脾，或润燥，或养阴，辨证加减。

基本方：绵萆薢 15g，薏苡仁 30g，白豆蔻 10g，半夏 10g，厚朴 12g，防风 15g，茯苓 15g，苍术 15g，车前子 15g。

1. 湿热浸淫　发病急，皮损潮红灼热，瘙痒无休，渗液流汁，伴身热、心烦、口渴、大便干、尿短赤，舌红，苔薄黄或白，脉滑数。

此为湿热浸淫，应加黄柏 10g，泽泻 12g，滑石 15g，通草 5g，土茯苓 15g，以加强清热化湿之力。发于上部者去黄柏，加菊花、荆芥、防风、蝉蜕、桑枝、鹅不食草；发于中部者加龙胆草、山栀子、黄芩；发于下部者加地肤子；热盛者加白茅根、生石膏；瘙痒甚者加白鲜皮；大便干燥者加生大黄；出现脓、渗出者加金银花、连翘。

2. 脾虚湿蕴　若发病较缓，皮损潮红，瘙痒，抓后糜烂渗出，可见鳞屑，伴有纳少神疲，腹胀便溏，舌淡胖，苔白或腻，脉弦缓。

此为脾虚湿蕴，基本方加陈皮、茯苓、白术、薏苡仁、砂仁、山药、白扁豆。若瘙痒、渗液过多者加滑石、苦参，大便溏薄者加马齿苋、黄连，糜烂者加马齿苋、冬瓜皮。

3. **血虚燥淫**　若病久，皮损色暗或色素沉着，瘙痒，或皮损粗糙肥厚，伴有口干，纳差，腹胀，舌淡苔白，脉濡细。

此为血虚燥淫肌肤，应养血润肤、祛风止痒。基本方加当归、白芍、生地黄、刺蒺藜、何首乌、白鲜皮、薄荷、蝉蜕。若瘙痒、不能入眠者加珍珠母、牡蛎、首乌藤、酸枣仁，皮损粗糙、肥厚严重者加丹参、鸡血藤、地龙或乌梢蛇活血祛风。

4. **阴虚湿恋**　若皮损表现为丘疹散在或集簇，渗水不多而旷日持久，皮肤干燥或有脱屑，瘙痒不休，兼见口渴不思饮，舌红绛少津，苔净或根部稍腻，脉弦细。

此为阴伤湿恋，多见于慢性湿疹，当滋阴除湿。基本方加生地黄、丹参、玄参、茯苓、泽泻、蛇床子、白鲜皮。气虚明显者加生黄芪，苔藓样变明显者加桃仁、红花，伴胁肋胀满、口苦咽干、大便干燥者加防风、白芍，生地黄加量。

（二）外治

湿疹以皮损为主症，外治尤为重要。湿疹的外治法主要依据皮损的形态进行分型治疗。

1. **急性期湿疹**　皮疹色红且肿，有大量渗液或脓液，或有糜烂溃破，宜用湿敷。马齿苋 30g，黄柏 15g，绵萆薢 30g，水煎放冷湿敷，用纱布浸汁，稍拧，然后湿敷于皮损上，每 5 分钟重复 1 次，每次约 30 分钟，每日 3～4 次。有收敛、清热、解毒之效。

皮损经湿敷后渗出减少，易出现皲裂、疼痛等症状，宜用防风 15g，生地黄 30g，玄参 30g，当归 15g，水煎湿敷，用法同上。

对急性红肿，有丘疹、水疱，甚至脓疱疹，但无糜烂或渗液，可用炉甘石洗剂涂抹，有干燥、止痒作用。

对于痒甚、渗液多者，可用蛇床子、地肤子、黄柏按 2：2：1 比例，共研细末，温开水调成糊状，外涂于患处。

2. **亚急性湿疹**　以红斑、丘疹、丘疱疹为主，炎症不显著或稍有渗液，宜用药物涂抹。常用苍术、黄柏、防风按 2：1：2 比例，共研细末，香油调涂于患处。

3. **慢性湿疹**　慢性湿疹皮损干燥瘙痒者，应养血润肤、疏通腠理，以泡洗为主。基本方：艾叶、透骨草、红花、丹参、荆芥、防风各等份，加水煎煮 2 次，每次各 20 分钟，取汁，温度适宜后泡洗患处。

加减：皮损角化肥厚或鳞屑多者，治以养血疏风通络，加王不留行、当归、

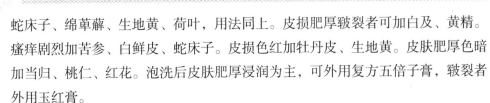

蛇床子、绵萆薢、生地黄、荷叶，用法同上。皮损肥厚皲裂者可加白及、黄精。瘙痒剧烈加苦参、白鲜皮、蛇床子。皮损色红加牡丹皮、生地黄。皮肤肥厚色暗加当归、桃仁、红花。泡洗后皮肤肥厚浸润为主，可外用复方五倍子膏，皲裂者外用玉红膏。

（三）典型病案

韩某，女，63岁，2016年6月5日就诊。主诉：周身皮疹2个月。2个月前无明显诱因全身起皮疹，以上肢前臂及下肢小腿尤甚，瘙痒甚，抓挠甚时流黏水，曾在皮肤病医院就诊，给予氯雷他定口服，药膏（具体不详）擦抹，病情未减，夜间瘙痒难以入眠。查体：舌质淡红，苔白厚腻，脉弦滑。双前臂、小腿散在皮疹，高起皮肤，部分融合成片。部分抓破流水。中医诊断：湿疹（湿热浸淫皮肤）。西医诊断：湿疹。治法：利湿，祛风止痒。内服方：绵萆薢15g，薏苡仁30g，白豆蔻10g，半夏10g，厚朴12g，防风15g，茯苓15g，苍术15g，车前子15g，黄柏10g，泽泻12g，滑石15g，通草5g，土茯苓15g。7剂，水煎服，每日1剂，早、晚饭后温服。外治方：土茯苓30g，苍术20g，白鲜皮30g，地肤子30g，荆芥20g，防风15g，木槿皮15g，川芎15g，僵蚕15g。加水2000mL浸泡半小时，水煎15～20分钟，连渣冷却至室温，用干净纱布擦洗患处，每日4～5次，每次用前再续水，保持一定水量，烧开5～6分钟再用，每日1剂。

6月12日二诊：皮疹消退，可见白色皮屑脱落，仍有瘙痒，较前减轻。脉弦，舌苔白，稍厚。继续服用前口服方10剂。中药外用方：上方加乌梢蛇15g，蝉蜕10g，用法同前，应用10天。患者未再来诊，电话随访告知于当地医院继续应用上方14剂，皮疹全部消退至正常，未再复发。

按：该案患者处于湿疹急性期，以湿为主，治疗以化湿、祛风止痒为主，兼清热解毒，在基本方基础上加用黄柏、泽泻、滑石、通草、土茯苓，以加强清热化湿之力。患者处于湿疹急性期，予土茯苓、苍术、白鲜皮、地肤子、荆芥、防风、木槿皮、川芎、僵蚕煎水擦洗皮疹，功能清热利湿、祛风止痒。同时嘱患者发病期间忌食辛辣、酒类、鱼虾等，保持皮肤清洁，避免过度洗烫、肥皂及各种有害物质的刺激。

第六章 常见风湿病内外合治经验

一、类风湿关节炎

类风湿关节炎是一种慢性、炎症性、系统性的自身免疫性疾病。以外周多关节持续性和进行性滑膜炎、关节侵蚀性改变及关节畸形为特点，可累及全身多系统，为临床难治病。属于中医痹证范畴的顽痹、尪痹。顽痹，意指痹之顽缠难治，病情复杂，疗效不佳，经久不愈。尪痹之"尪"，出于《金匮要略·中风历节病脉证并治》"身体尪羸"一词，取其关节肿大、身瘦胫曲之意。"尪痹"由当代中医大家焦树德首倡，焦老把经久不愈，出现关节肿大、僵直、畸形、骨质改变，肢体不能屈伸等症状者统称为"尪痹"。主要因寒湿邪重，深侵入脏腑筋骨，致精髓生化乏源，筋骨肌肉失养，痰浊瘀血凝滞，而出现上述关节肌肉病变，同时伴有肝、脾、肾阴阳失调的全身症状。当今临床多称类风湿关节炎、强直性脊柱炎为尪痹。

左老师对类风湿关节炎的临床诊疗有丰富的经验。她认为类风湿关节炎的病因除常见的风寒湿外，痰湿瘀毒也是类风湿关节炎的主要病因。其发病主要是由于正气不足，腠理不密，卫外不固，或感受风寒湿热等邪气所致。而正气不足是发病的基础，正气不足既包含先天禀赋不足，亦包含着机体免疫调节失调。正气不足而致卫外不固，邪气乘虚而入致病。正如《济生方》所说："皆因体虚，腠理空虚，受风寒湿气而成痹也。"外因邪气侵袭是类风湿关节炎发病的重要条件，邪气既包括风寒湿热等外来之邪，也包括由于气血津液运化失常及脏腑功能异常而产生的痰浊及瘀血。痰浊、瘀血与寒、热、毒等相互交结，阻碍气血，导致关节肿胀、疼痛、僵硬、畸形，内舍于脏腑，导致脏腑功能失调，变证丛生。

左老师强调对类风湿关节炎要中西医双重诊断，一定要仔细诊察，熟悉各系统的表现特点，能够辨识病之轻重及分期。因为类风湿关节炎有自限性、进行性、破坏性的临床特点，预后差别很大，及早明确诊断是治疗及预后的关键。

对类风湿关节炎的治疗，左老师强调杂合以治，善于发挥中医优势，轻症及老年人以中医治疗为主，重症中西医结合、中西药并用，在治疗过程中内治、外治相结合，因人而异，依证选法。左老师认为类风湿关节炎急性活动期和稳定期病情程度和治疗用药差别很大，当分期辨治。

一、内治

1. 急性活动期　临床上医生所面对的类风湿关节炎患者大多数处于活动期。活动期炎性反应明显，症状表现为四肢肌肉关节红肿灼热、疼痛，舌质红，苔黄，脉数，血沉增快，类风湿因子阳性，C 反应蛋白、免疫球蛋白增高等。炎症改变多与热毒密切相关。所以类风湿关节炎活动期"热"和"毒"表现明显。其形成机制：一是机体内蕴湿热毒，与炎症反应有关；二是误治后热化所致：患者病初起恶风寒，得温舒，表现为风寒湿，应用香燥之品治之，久之化热助火，火毒内生。目前临床糖皮质激素的应用非常普遍且不规范，虽然起到了迅速控制炎症、减轻关节肿胀的作用，但糖皮质激素易使寒湿之邪化热、生火、蕴毒，轻则伤津耗气，重则灼阴炼液，形成活动期湿热毒未除而阴虚内热复生并存的局面。所以左老师强调活动期要以清热解毒为主。

左老师认为，湿热毒羁留、相互胶结、痹阻气血是类风湿关节炎活动期的病理关键，由于湿热瘀毒交互滋生，只清热则湿不祛，只祛湿则热不退。清热解毒法治疗类风湿关节炎活动期需要一个时间过程，只有坚持守方，方能取效。清热解毒药多选取金银花、连翘、蒲公英、板蓝根、半枝莲、白花蛇舌草、黄柏、红藤、虎杖等；利湿消肿多选用薏苡仁、土茯苓、猫爪草、猪苓、泽泻等；活血通络常用赤芍、牡丹皮、桃仁、红花、丹参、土鳖虫、王不留行等。其中红藤、虎杖、赤芍、牡丹皮有清热和活血双重作用。

西医认为类风湿关节炎与感染和自身免疫反应有关，清热解毒药具有广谱抗菌或抑制作用，能改善机体的反应性，调节免疫和全身各系统组织器官的功能。如水牛角、玄参、夏枯草、紫花地丁等有通过增强机体抗感染应答反应而提高细胞免疫的作用；半枝莲、白花蛇舌草、蒲公英、板蓝根等则能通过抑制体液免疫而减少自身免疫反应对组织的损伤；金银花、生地黄、紫草、雷公藤等则对体液和细胞免疫具有双向调节作用。其中雷公藤还能影响下丘脑-垂体-肾上腺轴，与糖皮质激素具有协同治疗效果，是中药中治疗类风湿关节炎的重要药物。

清热解毒药性味苦寒，长期大量使用可败坏脾胃，故对清热解毒药的选择，多选用苦而微寒或甘寒之品，如金银花、蒲公英、半枝莲等，禁用或慎用黄柏、苦参等苦寒直折之品，或加用荜澄茄、干姜、吴茱萸、高良姜等，既能温中和胃，又温中止痛，或合用健脾益气、顾护脾胃之品，如党参、白术、茯苓等。

活动期治法：清热解毒，祛风除湿，活血通络。基本方：金银花 30g，土茯苓 30g，水牛角 30g，虎杖 15g，薏苡仁 30g，红花 12g，丹参 20g，王不留行 15g，牡丹皮 12g，生地黄 15g，豨莶草 30g。水煎服。随症加减。

2．慢性期 此期既有虚证，也有实证。虚证则阴阳虚、气血虚、脾虚、肝肾虚均可见。实证有风寒湿痹阻、瘀血痰浊痹阻等。很多为久治不愈之顽痹。

（1）风寒湿痹：主要表现为肢体关节肌肉紧痛酸楚，麻木重着，活动障碍。若风邪偏胜，其疼痛呈游走性，多见于上肢；若寒偏胜，其痛如刀割针扎，遇寒加重，得温痛减，痛处不红不热，较为固定，常有冷感；若湿偏重，痛处较为固定，且有明显重着感，肌肤麻木不仁，或患处明显肿胀。

治法：散寒祛风胜湿，温经宣痹止痛。

基本方：制川乌 10g（先煎），桂枝 15g，细辛 3g，防风 15g，川芎 12g，苍术 15g，红花 12g，乌梢蛇 15g，延胡索 12g。水煎服。随症加减。

（2）肾阳虚：主要表现为痹证日久不愈，骨节疼痛，关节僵硬变形，冷感明显，筋肉萎缩，面色淡白无华，形寒肢冷，弯腰驼背，腰膝酸软，尿多便少或五更泻，舌淡白，脉沉弱。

治法：温阳益气。

基本方：附子 10g（先煎），桂枝 15g，干姜 10g，甘草 6g，续断 12g，杜仲 12g，淫羊藿 12g，狗脊 12g，补骨脂 12g。水煎服。用桂、附中病即止，防过热之弊。

（3）气血亏虚：表现为痹证日久不愈，骨节疼痛，时轻时重，而以屈伸时为甚，或筋肉时有惊掣跳动，面色少华，心悸乏力，短气自汗，肌肉瘦削，食少便溏，舌淡苔白或无苔，脉濡弱或细。

治法：以调补气血为主。

基本方：黄芪 30g，桂枝 15g，白芍 15g，熟地黄 15g，川芎 12g，当归 12g，独活 12g，桑寄生 12g，续断 12g，何首乌 12g，川牛膝 15g。

此方为黄芪桂枝五物汤合四物汤、独活寄生汤加减。黄芪桂枝五物汤能和营之滞，助卫之行，《时方妙用》称之为痹证属虚者之总方。偏于血虚者用四物汤为基本方酌情加味。气血两亏、肝肾亏虚者用独活寄生汤为主加减。

（4）顽痹：痹证历时较长，骨节僵硬变形，疼痛剧烈，不可屈伸，关节附近暗黑色，或疼痛麻木，关节或红肿疼痛，兼见发热而渴，尿短赤，或关节冰冷，遇气交之变、寒冷季节而痛甚，得热而安。舌质暗有瘀斑，脉细涩。

治法：活血化瘀、化痰通络为主，兼以补肾养肝扶正。

基本方：制川乌 10g（先煎），当归 12g，乌梢蛇 15g，延胡索 12g，土鳖虫 10g，蜈蚣 1 条，杜仲 15g，威灵仙 15g，熟地黄 15g，狗脊 15g，续断 12g，露蜂房 10g，络石藤 15g，白芥子 9g。

此方为身痛逐瘀汤、大小活络丹、益肾蠲痹丸加减应用。身痛逐瘀汤用于疼痛经久不愈，痰瘀血结疼痛不已者。小活络丹温散风寒，兼化痰瘀。大活络丹药味较多，冶祛风散寒和扶正诸药于一炉，适宜于久病入络的患者。益肾蠲痹丸为标本兼顾之方，适宜于顽固性痹痛，正虚邪实，经久不愈，以及一般祛风散寒、燥湿通络剂难以获效者。

（二）外治

1. 足浴

（1）内服中药药渣再煎，足浴。将内服药水煎 2 次口服，三煎加水 2000mL，水煎 20 分钟，取汁足浴，每次 30 分钟，每日 1 次。关节红肿热痛者禁用。

（2）处方：苏木 30g，红花 25g，艾叶 30g，川椒 30g，透骨草 30g，伸筋草 30g，威灵仙 30g，五加皮 30g。上药布包浸泡 1 小时，水煎 2 次，取汁 2500～3000mL 泡脚，每次 30 分钟左右，每日 1 次。关节红肿热痛者禁用。

2. 外敷　辨证处方。将处方药研细末，温水调成糊状，贴敷于穴位或者关节局部，并用胶布固定，一般贴敷 6 小时取下。注意预防皮肤过敏反应。

3. 熏蒸　处方：川乌 15g，桂枝 30g，麻黄 30g，细辛 10g，红花 20g，艾叶 30g，透骨草 30g。根据患者临床证候特点，应用中药熏蒸治疗仪，熏蒸时间 15～30 分钟。用于四肢多关节疼痛、怕风、怕凉者。

4. 中药离子导入　辨证处方。将药物煎煮成 200mL/袋，每次使用 1 袋，通过专门的离子导入设备，将药液通过低中频电流导入肿痛关节，导入的药液温度控制在 37℃左右。避免水温太高或电流过大，从而引起皮肤烫伤或者引起患者不适。

5. 温熨　处方：羌活、独活、白芷、红花、桂枝、防风、荆芥、麻黄、紫苏叶各 20g，乳香、没药、细辛各 10g。上药共研粗末，加麦麸 250g，同炒热装袋，趁热置于患病部位或身体的某一特定位置（如穴位）。通过药包的热蒸气使局部的毛细血管扩张，血液循环加速，利用其温热，达到温经通络、调和气血、祛湿驱寒的目的。用于关节疼痛、怕风、怕凉者。关节红肿热痛者禁用。

6. 耳穴压豆　辨证选穴。选择正确穴位或者压痛点，用王不留行籽点压治疗，2日1次，双耳交替。嘱患者每日按压3~5次，每次1~2分钟，10日为1个疗程。可以解除或缓解发热、关节疼痛、眠差、纳差等症状。还可以疏通经络，调整脏腑气血功能，促进机体的阴阳平衡，以达到防病治病的目的。

（三）典型病案

黄某，女，42岁，2018年8月20日就诊。主诉：多关节肿痛1年余。患者1年多前无明显诱因出现多关节疼痛，以双手指关节为甚，伴肿胀、晨僵。曾在当地用药治疗，效果不理想，症状时轻时重。来诊症见：双手近端指间关节及掌指关节肿胀、压痛，晨僵，双腕关节、双肘关节疼痛，无肿胀，双足趾压痛。时有低热，无皮疹，无明显口干、眼干，食欲不振，眠可，二便尚调。舌质暗，苔黄厚，脉滑数。辅助检查：血沉36mm/h，C反应蛋白13.3mg/L，类风湿因子155 IU/mL，抗环瓜氨酸肽抗体阳性，抗核抗体阴性。中医诊断：尪痹（湿热痹阻）。西医诊断：类风湿关节炎。治法：清热祛湿宣痹。内服方：青风藤15g，络石藤15g，忍冬藤30g，秦艽15g，威灵仙15g，苍术15g，红花10g，露蜂房10g，乌梢蛇10g，萆薢15g，陈皮15g，青蒿15g。7剂，每日1剂，水煎，早、晚分服。西药：氨甲蝶呤10mg qw，叶酸片10mg qw。耳穴压豆：取耳穴肾、神门、交感、皮质下，用王不留行籽点压治疗，2日1次，每日按压3~5次，每次1~2分钟。

8月27日二诊：患者关节肿痛较前减轻，晨僵稍改善，低热次数减少，舌质暗，苔薄黄，脉滑数。治疗有效，上方加薏苡仁30g，继服14剂。西药继用。因操作不便，停用耳穴压豆。嘱患者将中药药渣加水2000mL，水煎20分钟，取汁足浴，每次30分钟，每日1次。

9月11日三诊：患者四肢活动可，关节肿痛、晨僵已明显减轻，已无发热，复查血沉、C反应蛋白下降，病情改善，首诊处方去青蒿，继续服药14剂巩固疗效。继续中药药渣再煎足浴。

9月26日四诊：患者关节疼痛减轻，已无肿胀，无明显晨僵，无发热，关节活动可，纳眠可，二便可。首诊中药方去露蜂房、乌梢蛇、青蒿，加川芎15g，防风15g，7剂，隔2日1剂，水煎服。继续中药药渣再煎足浴。余药不变。

患者多次复诊，间断服用中药，自诉中药药渣足浴效果好，要求每日足浴，遂给予苏木30g，红花25g，艾叶30g，川椒30g，透骨草30g，伸筋草30g，威灵仙30g，五加皮30g。将上药布包浸泡1小时，水煎2次，取汁2500~3000mL泡脚，每次30分钟左右，每日1次，若关节出现红肿热痛时需停用。西药继续氨甲蝶呤 10mg qw，叶酸片 10mg qw。

按：患者中年女性，因感受外邪致病，客邪郁而化热，以湿热之象见著。症见多关节肿痛，以手指关节为甚，伴晨僵，时有低热，治以清热除湿、宣痹通络。药用青风藤、络石藤、忍冬藤等藤类药清热解毒、祛风湿、止痹痛、走四肢；秦艽、威灵仙祛风胜湿，多用于上肢；苍术、陈皮、萆薢健脾利湿；乌梢蛇祛风湿、止痹痛、搜风剔络；露蜂房质轻性善走窜、祛风止痛；青蒿清热解毒、清虚热、利湿热；红花活血化瘀止痹痛。以上诸药，共奏清热祛湿宣痹之效。

外治应用耳穴压豆以清热解毒、通络止痛；内服中药药渣加水再煎足浴清热利湿、通络止痛；后期患者病情平稳，应用苏红洗剂熏蒸泡洗，以活血通络、温经止痛。但若出现关节红肿等热象不可用，需谨记。

二、强直性脊柱炎

强直性脊柱炎是一种慢性进行性疾病，主要临床表现为炎性腰背痛，可伴有外周关节炎、肌腱端炎和虹膜炎，严重者会出现脊柱畸形和关节强直。目前西医治疗应用非甾体抗炎药、免疫抑制剂及生物制剂等药物，取得一定疗效，但由于部分药物副作用及生物制剂价格昂贵等因素，患者不易坚持应用。

本病属于中医脊痹、大偻范畴。左老师认为该病发病与肾关系最密切。先天禀赋不足是形成本病的内在因素。肾为先天之本，主骨生髓。先天禀赋不足，致筋骨失养而空虚；脊背部是督脉循行部位，督脉空虚，风寒湿热之邪便乘虚而入，侵及腰脊，影响气血的运行。腰者，肾之府，本病的发病部位主要在腰骶、脊背部，临床表现为疼痛，晨僵，活动不利，转侧不能。

本病本虚标实者居多。本虚为肾督亏虚，标实为风、寒、湿、热、瘀痹阻。在疾病不同阶段，虚实偏重不同。疾病初期，邪实较甚；反复发作，虚实夹杂；疾病日久，本虚明显。在辨证的基础上，补肾壮筋骨贯穿始终。

一、内治

1. 寒湿侵袭　主要表现为脊背腰骶拘急疼痛，连及髋骨，或引膝胫，僵硬沉重，转侧不利，阴雨潮湿及受寒后加重，得温痛减，恶寒怕冷，舌质淡，苔薄白腻，脉浮紧。

治法：疏风散寒，祛湿通络，补肾壮骨。

基本方：独活 12g，秦艽 15g，细辛 3g，川芎 12g，制川乌 9g（先煎），防风 15g，续断 12g，怀牛膝 15g，杜仲 12g，桂枝 12g，白芍 15g，青风藤 12g。水煎服。

伴四肢关节痛者加入藤类，如青风藤、海风藤、络石藤、丁公藤、鸡血藤等。

2. 湿热浸淫　主要表现为腰骶、脊背、膝胫部酸痛、僵硬、重着，活动不利，或踝关节掀红肿痛，可伴烦热口渴，咽干口苦，胸闷，小便黄赤。舌红苔黄厚腻，脉濡数。

治法：清热利湿，通络止痛，强筋骨。

基本方：苍术 12g，黄柏 10g，川牛膝 15g，薏苡仁 30g，萆薢 12g，茵陈 15g，海桐皮 15g，土茯苓 30g，制乳香 9g，没药 9g，川续断 12g，杜仲 12g。水煎服。

3. 肝肾亏虚　主要表现为腰骶、脊背、髋部酸软，疼痛隐隐，喜按喜揉，关节强直畸形，屈伸不利，晚期可见筋肉萎缩，形体羸瘦。舌红少苔，脉沉细。

治法：补肝益肾，通络止痛。

基本方：熟地黄 15g，山萸肉 12g，独活 15g，桑寄生 15g，秦艽 15g，川芎 12g，当归 12g，防风 15g，杜仲 12g，川续断 15g，骨碎补 15g，甘草 6g。水煎服。

偏阴虚者有耳鸣耳聋，眩晕，五心烦热，盗汗，男子遗精，女子月经量少。舌红苔少，脉细数。基本方加山药、枸杞子、龟甲胶、龙骨、牡蛎等滋阴益肾之品。偏阳虚者有肢冷畏寒，面色㿠白，喜温喜按。舌淡苔少，脉沉细无力。基本方加肉桂、淫羊藿、鹿角胶、菟丝子、牛膝等温阳补肾之品。

4. 瘀血阻络　主要表现为腰骶、脊背疼痛剧烈，日轻夜重，痛处固定不移，肢体晨僵明显，关节屈曲变形。舌质紫暗有瘀斑，脉细涩。

治法：活血化瘀，通络止痛。

基本方：当归 12g，红花 12g，川芎 12g，怀牛膝 15g，秦艽 15g，香附 12g，土鳖虫 10g，羌活 12g，地龙 10g，乌梢蛇 10g，独活 12g，熟地黄 15g。晨起颈肩腰背僵硬不舒明显者加用狗脊 15g，杜仲 15g，葛根 15g。疼痛明显者可加用延胡索 15g。

（二）外治

1. 药浴

（1）全身浴：威灵仙、老鹳草、羌活、独活、川乌、草乌、土鳖虫、红花、鸡血藤、川椒、桂枝各取适量，水煎后趁热浸浴。

（2）足浴：应用上方煎药后的药渣再煎后足浴，临床取得较好疗效。

2. 温熨　取大小均匀的块粒食盐 500g，放锅内炒至 50～60℃，分装入 2 个布袋内，置疼痛部位热敷，待冷后换另一盐袋，每次 30 分钟左右，每日 2～3 次，10 天为 1 个疗程。

3. **督灸** 取督脉的大椎穴至腰俞穴作为施灸部位。令患者裸背俯卧于床上。医者用拇指指甲沿脊柱凸处按压"十"字痕迹。以 75% 乙醇棉球自上而下沿脊柱常规消毒 3 遍。沿医者按压"十"字痕迹处涂抹姜汁，并撒督灸粉（督灸处方中药研末）呈线条状。将宽 10cm、长 40cm 的桑皮纸覆盖在药粉上面，桑皮纸的中央对准督脉。把姜泥牢固地铺在桑皮纸中央，要求姜泥底宽 3cm，高 2.5cm，顶宽 2.5cm，长为大椎穴至腰俞穴的长度，呈梯形。在姜泥上面放置锥形艾炷，艾炷直径如患者手指的中指中节直径，长度与姜泥一样。以线香点燃艾炷的上、中、下三点，任其自燃自灭。1 壮灸完后再换 1 壮，共灸 3 壮。灸完 3 壮后取下姜泥。用湿热毛巾轻轻揩净灸后药泥及艾灰。每次治疗 1 小时，每周 2 次。适用于肾虚督寒型脊痹，可温肾祛寒强督，改善病情。

4. **拔罐** 脊背部平坦，适合走罐，可沿督脉和膀胱经的走行方向走罐，待皮肤潮红后，可选取命门、肾俞等穴位留罐。

（三）典型病案

王某，女，34 岁，2019 年 4 月 8 日就诊。主诉：腰骶部疼痛伴晨僵 3 个月。3 个月前无明显诱因出现腰骶部疼痛，晨僵，天气变化及受凉时加重，骶髂关节 CT 示双侧骶髂关节毛糙，呈虫蚀样改变，HLA-B27 阳性，未予系统治疗。刻下症见：腰骶部疼痛，夜间疼痛甚，翻身困难，晨僵，无发热，无皮疹，无腹痛、腹泻，纳眠可，二便可。舌淡红，苔薄白，脉弦细。腰骶部压痛，双"4"字试验阳性，骨盆挤压试验阳性。辅助检查：骶髂关节 CT 示双侧骶髂关节毛糙，呈虫蚀样改变，HLA-B27 阳性。中医诊断：大偻（寒湿痹阻）。西医诊断：强直性脊柱炎。治法：散寒祛湿，宣痹通络，兼以补肾壮骨。处方：患者有生育需求，因此免疫抑制剂慎用。①独活 15g，桑寄生 15g，续断 15g，狗脊 15g，骨碎补 15g，乌梢蛇 10g，土鳖虫 10g，红花 15g，川芎 15g，威灵仙 15g，九节茶 15g，秦艽 15g，苍术 15g，延胡索 12g。7 剂，水煎服，每日 1 剂，早、晚温服。②足浴：内服方药渣加水 2000mL 再煎取汁，放置温度适宜后泡足 20 分钟左右，每日 1 次。③督灸：取督脉的大椎穴至腰俞穴作为施灸部位。处方：独活 30g，桑寄生 30g，狗脊 30g，续断 30g，威灵仙 30g，骨碎补 30g，淫羊藿 15g。上药研末，操作方法同前。

4 月 15 日二诊：7 日后来诊，患者腰骶部疼痛减轻，出现背部及髋关节疼痛，纳眠差，二便可。舌质淡，苔薄白，脉沉。中药上方加羌活 12g，白芍 15g，继服 7 剂。足浴及督灸继用。

4月22日三诊：患者诉腰骶部疼痛减轻，背部疼痛减轻，髋关节仍有疼痛，纳眠可，二便可。行髋关节 MRI 示未见明显异常。中药方不变，继服 14 剂。足浴及督灸继用。

5月6日四诊：患者腰骶部及背部疼痛轻微，髋关节疼痛减轻，余无明显不适，纳眠可，二便可。中药方隔日 1 剂，继用 14 天。足浴及督灸继用。

后患者长期未复诊，电话随访告知间断应用中药方口服及足浴，督灸已停用，自行在家中应用艾灸盒灸督脉，自感效果可。

按：《素问·生气通天论》云："阳气者，精则养神，柔则养筋，开阖不得，寒气从之，乃生大偻。"大偻是由于风寒湿热等外邪入侵，闭阻经络关节，气血运行不畅，以全身关节呈游走性红肿、重着、疼痛，甚至关节畸形、强直为主要临床表现。本病的西医诊断为强直性脊柱炎。患者感受寒湿之邪，邪气痹阻于肢体关节，气血运行不畅，故见腰膝疼痛，久则肢节屈伸不利，或麻木不仁。治疗以散寒祛湿、宣痹通络为主。方中独活善治伏风，且性善下行，以祛下焦与筋骨间的风寒湿邪；桑寄生、续断、狗脊、骨碎补补益肝肾而强壮筋骨；乌梢蛇、土鳖虫、红花、川芎、延胡索活血通络止痛；秦艽祛风湿、舒筋络而利关节；九节茶祛风除湿，活血止痛；威灵仙通行十二经，祛风除湿，通络止痛；苍术燥湿健脾，祛风湿。以上诸药合用，具有散寒祛湿、宣痹通络之功。

督灸，是指在督脉的脊柱段施以隔药灸，是一种特殊艾灸法，具有益肾通督、温阳散寒、舒筋活络、破瘀散结、通痹止痛的功效。强直性脊柱炎病变以督脉为主，此患者因感受寒湿之邪，痹阻督脉，故适宜应用督灸，效果可。

足浴具有改善局部血液循环、驱除寒冷、促进代谢的作用，此患者足浴中药具有散寒祛湿、宣痹通络、兼以补肾壮骨的作用。应用药渣足浴也可起到相同作用。

三、银屑病关节炎

银屑病关节炎是一种与银屑病相关的炎性关节病，有银屑病皮疹，并伴有关节和周围软组织疼痛、肿胀、压痛、僵硬和运动障碍，部分患者可有骶髂关节炎和（或）脊柱炎。该病可发生于任何年龄，高峰年龄为 30～50 岁，无性别差异，但脊柱受累以男性较多。病程迁延，易复发，晚期可出现关节强直，导致残疾。约 75% 的患者皮疹出现在关节炎之前，同时出现者约 15%，皮疹出现在关节炎后的患者约 10%。其基本病理改变是滑膜炎。该病治疗目的在于缓解疼痛和延缓关节破坏，兼顾治疗关节炎和银屑病皮损。

左老师在继承前人经验的基础上，结合多年临证经验，认为银屑病关节炎发病多与机体血虚燥热，复感外邪，皮肤、关节失气血之润有关。内因侧重血分的变化，其中血热、血燥、血虚为常见的内在发病基础；外因与感受风、寒、湿、热、燥邪相兼致病有关，内外相合，痹阻经络，气血津液不能达于肌表，因此造成皮肤、关节的损害。本病病位在皮肤与关节，有血热、血燥、血瘀、血虚之别，与肺、脾、肝关系密切。疾病不同阶段，病机特点各有侧重。

急性期以风热上犯，痹于咽喉，注于血分，灼伤津液致血燥为主，皮癣发生、发展迅速，呈鲜红色，新皮癣接连涌现，关节红肿热痛。逐步进展至湿热毒蕴结，皮肤湿烂或有脓疮，关节红肿灼热疼痛明显。稳定期则发展至气滞血瘀，或肝肾亏虚，皮损缠绵，关节屈伸不利或变形。在疾病发展过程中，经络瘀滞始终存在。

左老师以血虚燥热，复感外邪，皮肤、关节失润病机立论，治疗强调活血化瘀法的运用，注重分期论治，临床辨证按血燥风热、湿热化毒、气滞血瘀、肝肾亏虚分型论治，内外合治，方法多样，特色优势明显。

（一）内治

中医将银屑病归属于白疕范畴，称银屑病关节炎为疕痹。银屑病关节炎属白疕与痹证共患性疾病。左老师强调活血化瘀法贯穿于治疗全程。急性期偏于血燥风热，以清热凉血、疏风润燥为主，佐以清喉利咽；偏于湿热化毒，以清热解毒、化湿止痒为主，佐以活血通络。稳定期偏于气滞血瘀，以理气活血、疏风散结为主；偏于肝肾亏虚，以滋养肝肾为主，佐以祛风活血。

1. 急性期

（1）血燥风热型：皮损遍及躯干、四肢伸侧，基底部颜色鲜红，鳞屑较厚，瘙痒脱屑，遇热加重。关节红肿触痛，疼痛固定，常伴咽喉疼痛，低热，大便干结，小便黄赤。舌质红，苔黄，脉弦细数。

治法：以清热凉血、疏风润燥为主。

常用方药：生地黄 30g，牡丹皮 15g，赤芍 15g，紫草 15g，防风 12g，白鲜皮 15g，蝉蜕 9g，蛇蜕 9g，威灵仙 15g，鸡血藤 30g，秦艽 15g，甘草 6g。每日 1剂，水煎服。

（2）湿热化毒型：皮损多发于躯干、四肢伸侧或皮肤皱褶处，色红，表皮湿烂或有脓疮，痛痒相兼，关节红肿、灼热、疼痛、重着，伴发热，纳呆，咽喉疼痛，口渴，尿赤，大便秘结或黏滞不爽。舌红绛，苔黄腻，脉滑数。

治法：以清热解毒、化湿止痒为主。

常用方药：忍冬藤 30g，薏苡仁 30g，黄柏 12g，苍术 12g，土茯苓 30g，萆薢 15g，白花蛇舌草 30g，蒲公英 15g，丹参 15g，鸡血藤 15g，地肤子 15g，甘草 6g。每日 1 剂，水煎服。

2. 稳定期

（1）气滞血瘀型：皮损肥厚，呈地图状斑块，色泽紫暗，肌肤甲错，关节肿胀刺痛，屈伸不利，伴胁肋胀痛，心情郁闷或烦躁易怒，女子闭经或痛经。舌有瘀斑，苔白或黄，脉弦涩。

治法：以理气活血、疏风散结为主。

常用方药：丹参 15g，川芎 12g，三棱 9g，莪术 9g，鸡血藤 30g，柴胡 12g，白芍 12g，牡蛎 30g（先煎），益母草 30g，桑寄生 15g，乌梢蛇 9g，白蒺藜 15g，甘草 6g。每日 1 剂，水煎服。

（2）肝肾亏虚型：病程迁延不愈，皮癣红斑色淡，鳞屑不厚，关节疼痛，强直变形，伴腰膝酸软，头晕耳鸣，失眠多梦，男子遗精阳痿，女子月经不调。舌质暗红，苔白，脉沉尺弱。

治法：以滋补肝肾、祛风活血为主。

常用方药：生地黄 15g，熟地黄 15g，当归 15g，山萸肉 12g，白芍 15g，川芎 12g，鸡血藤 30g，鬼箭羽 12g，益母草 30g，杜仲 12g，蝉蜕 9g，甘草 6g。

（二）外治

1. 药浴

方法 1：苦参 30g，荆芥 30g，防风 30g，煎药局部洗浴。用于皮疹红，有渗液，瘙痒甚者。

方法 2：荆芥 30g，防风 30g，煎药局部洗浴。用于皮损肥厚，瘙痒甚者。

2. 涂擦

方法 1：青黛、大黄、蜈蚣、全蝎按 3：3：1：1 比例，共研细末，香油调匀涂擦患处，用于红皮型银屑病。

方法 2：硫黄软膏涂擦，用于肥厚型皮损。

左老师善于"杂合以治"，在内治法基础上，注重外治法运用。外治法直达病所，药专力宏，在内服药物基础上，配合应用以上外治方法，取得较好疗效。

（三）典型病案

高某，男，27 岁，2018 年 4 月 15 日就诊。主诉：腰骶部疼痛 3 个月。患者

3 个月前出现腰骶部疼痛，夜间尤甚，双足跟疼痛，自服消炎止痛药物治疗，疼痛稍减轻。为系统诊治，遂来诊。初诊症见：腰骶部疼痛，夜间痛甚，翻身困难，晨起僵硬不适，活动后稍缓解，头部散在少许片状红色皮损，有脱屑，无发热，无腹痛、腹泻，饮食可，睡眠差，二便调。既往史：银屑病 3 年。舌质红，苔腻，脉弦。腰骶部压痛，腰部前俯后仰侧弯受限，指地距 50cm。双 "4" 字试验阳性。双足跟压痛，无肿胀。其余关节无肿胀、压痛。中医诊断：疕痹（湿热痹阻）。西医诊断：银屑病关节炎。治法：清热利湿，祛风止痒，宣痹通络。内服方：忍冬藤 15g，薏苡仁 30g，黄芩 6g，络石藤 15g，秦艽 15g，苍术 15g，穿山龙 15g，白鲜皮 15g，土茯苓 15g，骨碎补 15g，丹参 15g，乌梢蛇 10g。7 剂，每日 1 剂，水煎，早、晚分服。外治法：青黛、大黄、蜈蚣、全蝎按 3∶3∶1∶1 比例，共研细末，香油调匀涂擦患处，每日 1 次。

4 月 22 日二诊：患者腰骶部疼痛及晨僵减轻，足跟疼痛已不明显，伴头部皮损，无发热，睡眠、饮食较前改善，二便调。舌质红，苔腻，脉弦。上方去骨碎补，加防风 15g，葛根 15g。继服 10 剂。外治药物继续应用。

5 月 2 日三诊：患者腰骶部疼痛轻微，无明显晨僵，余关节无疼痛，头部皮损轻微，无发热，睡眠、饮食可，二便调。舌淡红，苔薄腻，脉弦。继服上方 14 剂。外治药物继续应用，隔日 1 次。患者至今仍 3 个月复诊一次，皮损已不明显，已停用外治药物，间断服用中药治疗，病情稳定。

按：患者平素饮食不节，致内生湿热，加之外感风寒湿邪，入里化热，加重体内湿热之邪，湿热之邪痹阻关节、筋脉、皮肤则出现关节疼痛、皮损。治以清热利湿、祛风止痒、宣痹通络。以利湿为主，清热为辅。方中以忍冬藤、络石藤、穿山龙宣痹通络止痛，薏苡仁、黄芩、秦艽利湿清热，白鲜皮、土茯苓祛湿止痒，苍术燥湿健脾，骨碎补强骨止痛，丹参、乌梢蛇活血通络。服药后足跟疼痛改善，去骨碎补，加葛根增强解肌止痛之效，葛根善治项背部疼痛；头部皮损加用防风祛风除湿，防风润而不燥。全方切中病机，效果明显。外治以青黛、大黄、蜈蚣、全蝎清热祛风止痒，缓解局部症状。

四、骨关节炎

骨关节炎是一种多发于老年人的慢性退行性渐进性关节疾病，具有关节疼痛或肿胀、僵硬、活动不便的临床特点，当属中医学骨痹范畴。西医认为本病是一种以关节软骨的变性、破坏及骨质增生为特征的慢性关节病。

左老师认为本病主要从肝肾亏虚、瘀血阻滞、痰瘀互结及风寒湿侵袭等方面考虑。肾主骨生髓，为先天之本；肝主筋，为血海，肝肾充盈，则筋骨强劲，关节滑利，运动灵活。反之则筋骨失养，发为本病。中年以后，肝肾亏虚，肾虚不能主骨，肝虚无以养筋，筋骨失养，是本病发生的病理基础。长期劳损或外伤直接损伤筋骨，血瘀气滞不通，经脉痹阻，不通则痛，形成本病。此外，年老体衰，筋骨懈惰，气血运迟，亦可停而为瘀。临床中肥胖型患者容易发生骨关节炎，肥人多痰，痰湿流注，痰阻则气滞血瘀，痰瘀互结，不通则痛，为本病病机之一。患者素体肾虚，筋骨失养，风寒湿乘虚而入，痹阻经络是本病发作和加重的诱因。

综上所述，左老师认为本病的病机特点概括为本虚标实，以肝肾亏虚为本，瘀、痰、风寒湿邪痹阻为标。

（一）内治

1. 实证

（1）湿热痹阻：关节肿痛或红热，特别是双膝关节，口渴不欲饮，舌质淡胖，苔白或腻，脉滑数。

治法：清热利湿，宣痹通络。

方药：四妙散加味。苍术15g，黄柏9g，牛膝15g，薏苡仁15g，防己15g，杏仁15g，滑石15g，半夏9g，蚕沙10g，络石藤20g，当归15g，赤芍15g。

（2）风寒湿痹：关节酸痛，痛如刀割，痛处不移，关节重着，活动不利，遇风寒加剧，得温则舒，舌淡，苔白腻，脉弦紧或濡。

治法：散寒祛湿，温经通络。

方药：蠲痹汤加减。羌活12g，独活12g，桂枝12g，秦艽10g，当归10g，川芎12g，乳香9g，茯苓15g，薏苡仁15g，甘草6g。

偏于风者酌加防风、白芷。偏于寒者酌加附子、川草乌、干姜、细辛。偏于湿者酌加苍术、白术、萆薢、赤小豆、防己。

（3）痰瘀阻络：关节刺痛，痛处固定，常在夜间加剧，关节肿大畸形、活动不利，肢体麻木不仁，遇冷加重，舌质紫暗或见瘀斑瘀点，脉细涩。

治法：活血化瘀，祛风散寒，理气止痛。

方药：身痛逐瘀汤加减。桃仁12g，红花12g，独活12g，羌活12g，秦艽12g，威灵仙12g，当归10g，乳香10g，没药10g，制川乌10g（先煎），白芥子10g，半夏10g，僵蚕10g，甘草6g。

2. 虚证

（1）肝肾亏虚：疼痛绵绵不绝，腰膝疼痛酸软，肢节屈伸不利，偏阳虚者，则有畏寒肢冷，遇寒痛剧，得温痛减，舌淡苔薄，脉沉细；偏阴虚者，则有五心烦热，失眠多梦，咽干口燥，舌红少苔，脉细数。

治法：补益肝肾，祛风通络，除湿止痛。

方药：独活寄生汤加减。独活 15g，桑寄生 15g，秦艽 15g，防风 15g，当归 10g，熟地黄 20g，白芍 15g，茯苓 15g，杜仲 12g，牛膝 12g，续断 16g，骨碎补 16g，枸杞子 16g。

（2）气血亏虚：绵绵隐痛，腰膝酸软疼痛，面色无华，肢体乏力，关节不利，舌质淡嫩，脉细弱。

治法：补肝肾，健脾胃，益气养血，佐以活血通络。

方药：十全大补汤加减。党参 12g，黄芪 12g，炒白术 12g，白芍 12g，当归 12g，川芎 12g，熟地黄 20g，桑寄生 10g，续断 10g，牛膝 10g，山药 10g，枸杞子 18g，秦艽 10g，威灵仙 10g。

3. 辨病治疗　骨关节炎多见于老年人，多存在肝肾不足之象，肝肾亏虚、气血经络痹阻为基本病机。补益肝肾、活血通络应为主要治法，贯穿治疗的始终。由此可以专方随症加减治疗。

自拟方：熟地黄 15g，杜仲 15g，桑寄生 15g，防己 12g，独活 12g，鸡血藤 15g，山药 15g，怀牛膝 15g，狗脊 12g，肉苁蓉 9g，丹参 15g，当归 10g，川芎 10g，菟丝子 15g。

实验研究证实，补肾中药可促进关节软骨细胞 DNA、胶原和蛋白多糖的合成，使软骨细胞增殖和凋亡指数随时间延长，对本病发生过程中的软骨损伤具有一定的保护作用。活血止痛药能通过活血化瘀，改善骨内血流动力学状态，从而达到保护关节软骨、防治骨关节炎的目的。另外，补肾活血中药如杜仲、补骨脂、骨碎补、血竭、熟地黄等能减轻或延缓关节软骨退变的发生和发展，故一旦确诊为骨关节炎，可以选择以上药物组方常服。

（二）外治

1. 熏洗

方法 1：透骨草 30g，伸筋草 30g，苏木 30g，艾叶 30g，川椒 30g，川乌 20g，草乌 20g，独活 24g，红花 25g，海桐皮 30g，千年健 30g，陈醋 500mL。上药切碎，纱布包煎 30 分钟，纳入陈醋，以不烫为度，熏洗患处。每剂药可连用 3 天，

2 周为 1 个疗程，每日 1 次，每次约 1 小时。用于风寒湿痹证、痰瘀阻络证。治疗期间可适当减少活动。

方法 2：当归、川芎、红花、乳香、没药、白蒺藜、五加皮、桂枝、木瓜、土鳖虫各 15g，川乌、草乌各 12g，醋 750mL。上肢关节疼痛，重用桂枝到 30g，加桑枝 15g，伸筋草 15g；下肢关节疼痛加牛膝 15g，重用木瓜到 30g；关节肿甚者加忍冬藤、连翘、栀子各 20g；筋挛缩者加海桐皮 15g，千年健 18g，白芍 20g。上药用纱巾包好，加水 1500mL，水煎 30 分钟，纳醋再煎 10 分钟，取汁，再煎 1次，取汁合兑，熏洗疼痛关节。每次 15～30 分钟，2 日 1 剂，6 天为 1 个疗程。用于风寒湿痹证、痰瘀阻络证。

2．针灸

（1）体针：上肢选肩髃、肩髎、曲池、尺泽、合谷、外关。下肢选阳陵泉、阴陵泉、膝眼、足三里、梁丘、犊鼻、昆仑、解溪、丘墟、承山。手法：风寒湿痹证取补法，痰瘀互结证取平补平泻法，湿热蕴结证取泻法。

（2）耳针：取相应的压痛点，交感、神门、肝、肾诸穴，针刺或王不留行籽点压治疗。每日或隔日 1 次。

（3）灸法：灸阿是穴，艾条灸 15～20 分钟。

3．拔火罐　在疼痛部位拔罐，每次可用 3～5 个，每次留罐 5 分钟。

4．物理治疗　目前各种治疗仪应用于临床，对骨关节炎的治疗发挥了重要作用。慢性期理疗可改善关节功能，急性期则有利于止痛和消肿。较常用的深部透热疗法，如短波、微波、超短波、超声波等，对止痛和改善功能亦有明显效果。

（三）典型病案

董某，女，60 岁，2018 年 11 月 5 日就诊。主诉：双膝关节疼痛 1 年，加重半月。患者 1 年前受凉后出现双膝关节疼痛，时轻时重，劳累后加重，无四肢小关节肿痛，于当地诊为双膝关节炎，应用消炎止痛药及局部注射玻璃酸钠症状减轻。近半月又因劳累受凉后疼痛加重，遂来诊。症见：双膝关节压痛，右侧为重，右膝关节肿胀，右膝浮髌试验阳性，双膝骨擦感，双下肢无水肿。形体偏胖，纳眠可，二便调。舌质淡，苔薄白，脉沉滑。辅助检查：风湿三项正常，血沉 26mm/h，双膝关节 DR 片示：双膝关节退行性病变。中医诊断：骨痹（风寒湿痹阻）。西医诊断：双膝骨关节炎。治法：祛寒除湿，通络止痛。内服方：苍术 15g，薏苡仁30g，黄芪 30g，桂枝 15g，牛膝 15g，防己 10g，威灵仙 15g，陈皮 15g，川芎 15g，独活 15g，红花 15g。7 剂，每日 1 剂，水煎，早、晚分服。嘱避免剧烈活动，避风寒。中药熏洗：透骨草 30g，伸筋草 30g，苏木 30g，艾叶 30g，川椒 30g，川乌 20g，草乌 20g，独活 24g，红花 25g，海桐皮 30g，千年健 30g，陈醋 500mL。上药切碎，纱布包煎 30 分钟，纳入陈醋，以不烫为度，熏洗患处。每剂药可连用 3 天，2 周为 1 个疗程，每日 1 次，每次约 1 小时。耳穴压豆：取交感、神门、肝、肾、阿是穴，王不留行籽点压治疗，每 3 日 1 次。

11 月 12 日二诊：治疗后双膝关节疼痛减轻，右膝关节肿胀稍减轻，稍有腰膝酸软，纳眠可，二便调。舌质淡，苔薄白，脉沉滑。上方加骨碎补 15g，桑寄生 15g，杜仲 15g，以补肝肾，继服 14 剂。中药熏洗及耳穴压豆继用。

11 月 26 日三诊：患者双膝关节疼痛已明显减轻，无明显肿胀，腰膝酸软亦改善，纳眠可，二便调。病情改善，守方继服 2 周以巩固疗效。继续应用中药熏洗方，停用耳穴压豆。后随访该患者，自诉每于关节疼痛时便服用上方治疗，并每周 3～4 次中药熏洗，效果可。

按：骨关节炎主要是因为中年以后肝肾两亏，气血不足，肾虚不能主骨充髓，肝虚则无法养筋以束骨利关节，骨痿筋弱，导致骨质退行性变化，风寒湿外邪乘虚而入致病。肝肾亏虚是该病发病之根本，风寒湿邪是外因，瘀血是病变过程中的病理产物，邪、瘀日久致虚，相互为患。故治疗上除以风寒湿热辨证外，主要应考虑到肝肾。治疗上也应加用补益肝肾药物。本患者关节疼痛明显，方中苍术、薏苡仁、防己祛湿消肿，独活、威灵仙祛风湿通络止痛，黄芪、桂枝益气温阳通络，川芎、红花活血通络止痛。复诊加骨碎补、桑寄生、杜仲补肝肾、强筋骨，以增强治疗效果。

五、溃疡性结肠炎

溃疡性结肠炎又称慢性非特异性溃疡性结肠炎，系原因不明的大肠黏膜的慢性炎症和溃疡性病变。临床主要表现为腹泻、腹痛及黏液脓血便，病程缓慢，易反复发作，治愈率低。

中医学虽无溃疡性结肠炎病名，但历代医籍中不乏类似该病的相关论述。中医将该病归属于痢疾、泄泻等范畴。中医学认为感受外邪、饮食所伤、情志失调、先天禀赋薄弱是其病因。左老师认为该病病因不外内因与外因两端。外因则为感受外邪及饮食所伤。外邪以感受湿邪为要，湿邪致病，往往与寒、暑、热相兼，使脾胃受损，大肠传导功能紊乱，清浊混杂而下，故见腹泻，黏液脓血便，腹痛，里急后重等。饮食所伤，有肥甘厚味或嗜酒伤中，酿生湿热，遏阻气机；或过食生冷，损伤脾阳，寒湿内生，使大肠传导不利，气血与肠中秽浊之物相搏而发病。

内因则以情志失调尤为重要，忧思恼怒，精神紧张，易损肝伤脾，脾病及肾。故本病病位虽在大肠，但与脾、肝、肾关系密切。《医述》引《冯氏锦囊》言："泻属脾胃，人固知之，然门户束要者，肝之气也；守司于下者，肾之气也。若肝肾气实，则能约束而不泻；虚则失职，而无禁固之权矣。"此论述囊括了脾、肝、肾在本病发病过程中的关系，故曰脾、肝、肾功能失调是溃疡性结肠炎发病及复发的根本，气滞、血瘀、湿热是发病的病理基础。

左老师辨治本病强调病证结合。溃疡性结肠炎病程长、病情缠绵、易复发的特点决定了其难治性，故一旦确诊，考虑疾病特点及病变阶段，既要健脾疏肝益肾治其本，还要清热解毒、凉血活血止泻治其标，突出病与证相结合。

本病活动期与缓解期临床表现不同，故治疗当分期辨治。

（一）内治

1. 急性期　急性发作期以湿热内蕴、气滞血瘀为多，症见：小腹部坠胀痛，黏液脓血便，里急后重，口苦而黏，小便短赤。舌红，苔黄腻，脉滑数或濡数。

治法：清热利湿，凉血解毒。

基本方：葛根15g，黄芩10g，黄连9g，黄柏9g，白头翁15g，马齿苋15g。

随证选用红藤、木香、地榆、白及、陈皮、香附、白芍等。腹胀加佛手10g，沉香3g；腹痛剧烈者加延胡索12g。

2. 缓解期　缓解期以脾胃虚弱、脾肾阳虚、肝气乘脾居多。症见：腹痛缠绵，纳食少，腹泻便溏，有少量黏液。舌淡红，舌体胖，苔薄白，脉细。

治法：健脾补肾，疏肝理气化湿。

基本方：党参15g，茯苓15g，白术15g，肉豆蔻9g，山药12g，陈皮15g，白及9g。

肾阳虚明显者加补骨脂、肉桂、干姜、诃子等，肝气乘脾明显者加香附、木香、甘草等。

（二）外治

1. 灌肠　左老师常以清热解毒、健脾止泻、行气活血、散瘀止痛为原则辨证处方，并常用锡类散一并投入汤剂中使用，以取收敛之效，以达促进溃疡愈合的目的。一般将敛疮生肌、活血化瘀与清热解毒类药物配合应用。敛疮生肌类：冰片、白及、赤石脂、枯矾和诃子等；活血化瘀和凉血止血类：蒲黄、丹参、三

七、地榆、槐花、仙鹤草、血竭和云南白药等；清热解毒类：青黛、黄连、黄柏、白头翁、秦皮、败酱草和苦参等。

（1）急性期基本方：白头翁 15g，马齿苋 30g，白及 10g，黄连 6g，秦皮 12g，地榆 15g，苦参 10g。

（2）缓解期基本方：党参 15g，白术 15g，茯苓 15g，白及 10g，白芍 12g，海螵蛸 30g。

2. 敷脐

（1）急性期：黄连、五倍子、苦参、白及粉各等份，共研细末备用。取适量以藿香正气水和匀成团填脐，睡前用，次日晨起取下。

（2）缓解期：锡类散加白及粉，用参苓白术口服液和匀，填脐用法同上。

（3）脓血便者取黄连、吴茱萸、木香，按 2∶1∶2 比例，共研细末，取适量，温水和匀，填于脐部，纱布固定。晚敷晨取。

（4）伴有腹痛者：①热证取五倍子、黄柏、吴茱萸，按 2∶2∶1 比例，共研末备用，用藿香正气水调湿成团，填脐，纱布外敷，常规固定，晚敷晨取，每日 1 次。②寒证取丁香、肉桂、吴茱萸各等份，共研细末，取适量，用黄酒调湿成团，填于脐部，纱布外敷，常规固定，晚敷晨取。

3. 耳穴压豆 取大肠、小肠、腹、胃、脾、神门。每次选 3~5 穴，可用王不留行籽贴压。

4. 隔药灸 处方：附子 10g，肉桂 2g，丹参 3g，红花 3g，木香 2g，共研细粉备用。取天枢（双）、气海、关元等穴，取适量药粉用黄酒调匀，捏成药饼，嘱患者仰卧位，将药饼放在待灸穴位上，点燃艾段上部后置药饼上施灸。用于脾胃虚弱型。

（三）典型病案

夏某，男，50 岁，2019 年 6 月 17 日就诊。主诉：间断大便稀带少量脓血 1 年余，加重 1 个月。患者自 1 年余前无明显诱因出现大便稀，带少量脓血，无发热，曾于当地医院诊为"溃疡性结肠炎"，应用西药消炎等药物，症状时轻时重，情志不畅时明显。近 1 个月加重，遂来诊。现症：大便稀，每日 2~3 次，带少量脓血，伴胃脘撑胀，嗳气，偶腹痛。舌质淡红，苔薄腻，脉弦细。肠镜检查：溃疡性结肠炎。大便潜血试验（＋）。中医诊断：便血（肝脾不和，湿热内阻）。西医诊断：溃疡性结肠炎。治法：疏肝健脾，清热燥湿。内服方：柴胡 12g，郁金 10g，香附 10g，茯苓 15g，苍白术各 15g，地榆 15g，马齿苋 15g，草薢 15g，肉桂 3g，三七粉 3g（冲服），厚朴 15g。7 剂，每日 1 剂，水煎，早、晚分服。灌肠方：白头翁 15g，马齿苋 30g，白及 10g，黄连 6g，秦皮 12g，地榆 15g，苦参 10g。上述中药水煎过滤取汁 200mL，药液温度应保持在 39～41℃，保留灌肠，嘱患者平卧休息 1 小时。

6 月 24 日二诊：治疗后患者胃脘撑胀、嗳气及腹痛已缓解，大便带血稍改善，每日 1～3 次。舌质淡红，苔薄腻，脉弦细。上方加芡实 15g，白及 12g，继服 14 剂。继续中药保留灌肠。

7 月 9 日三诊：患者大便脓血亦改善，量已很少，大便略稀，每日 1～2 次，上方去萆薢、三七粉，加豆蔻 9g，继服 14 剂。继续中药保留灌肠。

7 月 25 日四诊：患者大便规律，无已脓血，余无明显不适。复查大便潜血试验阴性。病情稳定，上方继服 2 周以巩固疗效。停用中药保留灌肠。

按：该案以肝脾不和、内兼湿热为主。方以柴胡、郁金、香附疏肝理气，茯苓、苍术、白术健脾燥湿、渗湿止泻，地榆、马齿苋清热燥湿止血，萆薢利湿，厚朴燥湿行气，肉桂温下焦，三七粉活血止血。二诊加芡实收敛止泻，白及止血生肌。三诊加豆蔻温中健脾。合方疏肝健脾，清热燥湿，止血生肌。切中病机，效果良好。

溃疡性结肠炎是慢性多发性疾病，脓血便常见，本案患者辨证肝脾不和、湿热内蕴，治疗有效。该病不同阶段病情变化较大，要辨证论治。本病肠道用药效果好。

六、痛风

痛风是由于嘌呤代谢紊乱所致的疾病，临床以高尿酸血症，急性关节炎反复发作，痛风石沉积，慢性关节炎和关节畸形，肾实质性病变和尿酸石形成为特点。根据血液中尿酸增高的原因，分为原发性和继发性两大类。原发性痛风是先天性嘌呤代谢紊乱所致；继发性痛风是其他疾病、药物等引起尿酸生成增多或排出减少。

中医学中也有痛风之名，始见于《灵枢》，后世对其认识和论述逐渐详细，但所称的痛风仅仅与西医的痛风性关节炎相似。痛风性肾病不同阶段的不同表现则属于腰痛、淋证、关格之类。其病因病机为脾肾两虚，运化失司，或因过食膏粱厚味，导致脾胃功能紊乱，以致湿浊内生，聚湿成痰，浸渍于肌肉关节，痹阻气血，血滞为瘀，气血运行不畅，不通则痛。痰湿内聚，久蕴不解，酿生浊毒化热，流注关节、肌肉，闭阻经脉，致关节、肌肉红肿热痛、麻木重着、屈伸不利等症状。

左老师认为：痛风患者多为阳盛之体，肥胖之人，嗜食膏粱厚味，酒醴无节，或多食乳酪之品，酿湿生痰，积湿生热，故湿热是发病基础。肥人多湿多痰，加之食伤脾胃，脾胃功能受损，水液输布、气血运行失常，湿浊内生，聚湿成痰，痹阻成瘀，痰瘀交结，故痰湿与瘀血在痛风发生发展过程中起着重要作用。

左老师在"痛风辨治探析"一文中指出：痛风的治疗当采用辨病与辨证相结合和分期辨治的方法。由于痛风有其独特的病理改变、相对固定的症状体征和传变规律及预后，如果仅用传统的辨证方法是不够的。如无症状高尿酸血症期、无症状的肾病、无症状的间歇期均无证可辨，就应充分利用现代检测手段，来确定痛风病，再运用中医理论去探讨痛风不同阶段的病机，以采取不同的治疗方法。痛风不同的阶段，症状表现差异很大，故应分期辨治。

（一）内治

1. 无症状期　包括无症状高尿酸血症、早期无症状肾病、急性关节炎发作间歇期。轻者限制嘌呤摄入、碱化尿液、控制饮酒等法即可奏效。重者可针对患者的不同情况用化痰利湿祛瘀法。

常用基本方：陈皮 12g，泽兰 12g，白蒺藜 15g，土茯苓 30g，萆薢 12g，大黄 10g（后下），生牡蛎 30g（先煎），威灵仙 15g，淫羊藿 12g，车前子 30g（包煎）。

2. 急性痛风性关节炎　起病急骤，关节红肿热痛，病及一个或多个关节，伴发热，舌红苔黄，脉数。辨证为湿热痹阻。

治法：清热通络、祛风除湿。

方用四妙丸加味，基本方：苍术 10 ~ 15g，黄柏 10 ~ 12g，薏苡仁 20 ~ 30g，川牛膝 15g，忍冬藤 30g，木瓜 15g，晚蚕沙 10g，茯苓 15g，防己 10 ~ 12g。

热盛者加生石膏 30g，连翘 15g，知母 12g；阴津耗伤者选加生地黄 15g，玄参 15g，麦冬 12g；肿痛甚者选加乳香 10g，没药 10g，络石藤 15g，全蝎 6g；关节周围有红斑者加牡丹皮 12g，赤芍 12g。

3. 发作间歇期及慢性期　急性期过后，若无痛风石、无泌尿系结石、无痛风性肾病者，治疗同无症状期。慢性关节炎及痛风石当辨证治疗。

（1）风寒湿痹：表现为关节肿痛，屈伸不利，或见痛风石。风胜者游走性关节疼痛，或发热恶风；寒偏胜则关节疼痛剧烈，痛有定处；湿偏胜者肢体关节重着疼痛，肌肤麻木不仁，舌苔薄白或白腻，脉弦紧或濡缓。

治法：祛风散寒、除湿通络。

方用薏苡仁汤加减，基本方：羌活、独活、防风、苍术各 10～15g，茯苓 15～20g，当归、桂枝各 10～15g，薏苡仁 20～30g，制川乌 6～12g。

风偏胜者可加重羌活、独活、防风，或选加海风藤、秦艽；寒偏胜者选加草乌、制附子、细辛；湿偏胜者选加防己、萆薢、木瓜；有痛风石者可选加祛痰化石通络之品，如白芥子、南星、炮山甲、金钱草等。

（2）痰瘀痹阻：表现为关节疼痛反复发作，日久不愈，时轻时重，或呈刺痛，固定不移，关节肿大，甚至强直畸形，屈伸不利，皮下结节，或皮色暗紫，舌淡胖，苔白腻，脉弦或沉涩。

治法：活血祛瘀、化痰通络。

方用桃红饮合二陈汤加减，基本方：桃仁、红花、当归、川芎各 10～15g，茯苓 15～20g，陈皮、威灵仙各 10～15g，制半夏 10～12g，甘草 6g。

皮下结节选加白芥子 12g；关节疼痛较甚选加乳香 10g，没药 10g，土鳖虫 10g，乌梢蛇 15g；关节肿甚者选加防己 12g，土茯苓 30g，滑石 12g；久病体虚，面色不华，神疲乏力，加党参 15g，黄芪 15g。

（3）气血不足，肝肾亏虚：表现为关节疼痛反复发作，日久不愈，时轻时重或游走不定，甚或关节变形，屈伸不利，腰膝酸痛或足跟疼痛，神疲乏力，心悸气短，面色少华，舌淡苔白，脉沉细弦。

治法：补益气血、调补肝肾、祛风除湿、活络止痛。

方用独活寄生汤加减，基本方：独活 10～15g，桑寄生 15～30g，党参 10～30g，茯苓 15～20g，当归、白芍、熟地黄、川芎各 10～15g，杜仲 10～20g，牛膝 15～20g，肉桂 3～10g，防风、秦艽各 10～15g，细辛 3g。

冷痛甚可选制附子 10g，制川乌 9g，干姜 10g；腰膝酸痛明显选加黄芪 30g，鹿角霜 12g，续断 12g；关节重着、肌肤麻木者选加防己 12g，薏苡仁 30g，苍术 12g，鸡血藤 30g；皮下结节选加豁痰散结之品，如白芥子 10g，浙贝母 10g。

左老师认为：急性痛风性关节炎几乎不见虚证，均为湿热证，临床以清利湿热、凉血活血、宣痹止痛为法屡屡显效。痰浊湿热留滞血中，不得泄利，积滞日久，致血脉不畅，瘀血内生，痰瘀互结变生痛风结节，痰瘀胶固则关节僵肿畸形。故慢性关节炎及痛风石期重点从痰瘀论治。痛风的体质因素、饮食嗜好、病理改变特点、病变发展过程决定了其实证多虚证少，即便是缓解期虚证也较为少见。掌握以上病机特点，痛风的辨治规律即可显而易见。

（二）外治

1. 外敷　痛风热证居多，故外治不适合热敷。尤其是急性痛风性关节炎关节红肿热痛者，切不可用温熨、熏洗等热敷。

方法 1：金银花、连翘、石膏、黄芩、绵萆薢、大黄、延胡索，各药比例按 3∶2∶3∶1∶2∶1∶2。共研成粉，温水调成糊，外敷患处，用纱布、绷带包裹，每日换药 1 次，3 天为 1 个疗程。适用于急性痛风性关节炎。

方法 2：防风、当归、藁本、威灵仙、牛膝各 20g，蚕沙、乳香、没药、五灵脂各 10g。共研粗末，与粗盐 250g 共炒热，装布袋外敷患处，每日 2 次，每次 30～40 分钟。适用于慢性痛风性关节炎或有痛风石非急性发作之时。

2. 足浴　处方：苏木 30g，红花 15g，艾叶 30g，伸筋草 30g，王不留行 20g，威灵仙 20g，大黄、五加皮各 15g。煎汤 2000mL，置于桶内，以热气熏蒸患部，等待药液变温后浸洗患处，每日 2 次，7 天为 1 个疗程。适用于慢性痛风性关节炎及痛风石。

3. 针灸

方法 1：选阳陵泉、膝阳关、梁丘、照海、昆仑、丘墟、解溪、申脉等穴。针用强刺激泻法，或刺血法，不宜灸，每日或间日 1 次，5～7 日为 1 个疗程。适用于湿热痹阻证。

方法 2：选曲池、合谷、尺泽、外关、阳池、阴陵泉、犊鼻、丰隆、血海等穴。针用泻法或平补平泻，每日或间日 1 次，5～7 日为 1 个疗程。适用于痰瘀痹阻、瘀血阻络证。

方法 3：选阳溪、腕骨、外关、阳陵泉、梁丘、申脉等穴。针用泻法或平补平泻，每日或间日 1 次，7 日为 1 个疗程。适用于痰瘀热结证。

4. 耳穴压豆　取相应区压痛点、交感、神门、内分泌、肾、脾等穴。以王不留行籽贴压，3 日 1 次，7 次为 1 个疗程。适用于痛风各期。

5. 刺血法　取委中或患肢静脉表浅处或关节肿痛处，用三棱针刺入，使其自然出血。7 天治疗 1 次。适用于湿热痰瘀痹阻证。

（三）典型病案

苏某，男，32 岁，2018 年 6 月 20 日就诊。主诉：左足关节反复肿痛 3 年，再次发作 2 天。患者 3 年前饮酒后出现左足背红肿热痛，自服"芬必得""英太青"等消炎止痛药，4 天左右缓解。后每年发作 2～3 次，自取上述药物服用，未经医院系统治疗。今年至今已发作 3 次，发作次数明显增多，2 天前再次发作，口服消炎止痛药后缓解不明显，遂来诊。现症见：左足背及踝关节肿胀疼痛，局部皮温高，关节活动受限，余关节无红肿热痛，无发热，无皮疹，纳眠可，二便可。舌质红，苔黄腻，脉象滑数。既往史：肝损伤病史。辅助检查：血沉 46mm/h，血尿酸 456μmol/L。中医诊断：痛风（湿热痹阻）。西医诊断：痛风性关节炎。治法：清热利湿，通络止痛。内服方：土茯苓 30g，绵萆薢 15g，威灵仙 15g，秦艽 15g，山慈菇 10g，薏苡仁 30g，苍术 15g，络石藤 15g，忍冬藤 15g，红花 15g，陈皮 15g，王不留行 15g。7 剂，每日 1 剂，水煎 400mL，早、晚饭后温服。耳穴压豆：取耳穴交感、神门、内分泌、肾、脾，以王不留行籽贴压，3 日 1 次，7 次为 1 个疗程。外敷：金银花、连翘、石膏、黄芩、绵萆薢、大黄、延胡索，以 3∶2∶3∶1∶2∶1∶2 比例，共研成粉，温水调成糊，外敷患处，用纱布包裹，每日换药 1 次，3 天为 1 个疗程。

6 月 27 日二诊：经治疗后，患者关节红肿热痛消失，余无明显不适，二便正常。舌质淡红，苔薄黄，脉滑。继服上方 7 剂。停用中药外敷及耳穴压豆。

7 月 5 日三诊：患者无关节不适，查血常规、血沉、风湿三项未见明显异常。血尿酸 351μmol/L。嘱患者继续低嘌呤饮食，定期复查血尿酸。上方 7 剂，隔日 1 次服用。电话随访该患者，因饮酒多次复发，每于复发时自行应用首诊处方煎服，并外敷中药方，效果可。目前患者已 1 年未复发。

按：痛风性关节炎急性发作期属中医痛风范畴，患者年轻体壮，平素饮食肥甘厚腻，内生痰湿，日久郁而化热，湿热交蒸而致"热毒气从脏腑出，攻于手足，手足则灼热赤肿疼痛也"，症见关节红肿热痛，病势较急，局部灼热，得凉则舒。舌质红，苔黄腻，脉滑数。治疗予清热利湿、通络止痛。方中土茯苓解毒除湿，通利关节；绵萆薢、薏苡仁、苍术利湿去浊，祛风通痹；山慈菇清热解毒，消痈散结；威灵仙祛风除湿，通络止痛，消痰水，散癖积；秦艽祛风湿，舒筋络，清虚热；络石藤、忍冬藤祛风除湿，通络止痛，清热凉血，解毒消肿；红花、王不留行活血通络止痛；陈皮理气燥湿。诸药合用，共奏清热利湿、通络止痛之功。

同时中药外敷以清热利湿、解毒通络止痛，耳穴压豆以清热解毒止痛。待关节红肿热痛消失后可停用外治法。因痛风性关节炎与饮食关系密切，嘱患者严格低嘌呤饮食，多饮水。

七、系统性红斑狼疮

系统性红斑狼疮是一种累及全身多脏器的自身免疫性疾病。常表现为皮肤红斑、发热、关节疼痛、口咽部溃疡、自身抗体阳性等。可累及肺、肾、心脏、消化系统、神经系统等，属临床疑难病症。

本病属于中医阴阳毒范畴。左老师认为本病以虚为本，多由于先天禀赋不足，又因七情内伤、劳累过度、妊娠分娩或久病失养、跌打损伤等致机体阴阳失调、脏腑受损，再逢六淫侵袭、阳光暴晒等外因诱发。以阴虚、阳虚、气血虚为本，热盛、痰浊、瘀血、水饮为标，内及心、肝、脾、肺、肾，外损皮肤、肌肉、关节、脉络。

西医认为系统性红斑狼疮是由于免疫功能失调，产生多种自身抗体、免疫复合物沉积，引起机体多部位的炎症损害。结缔组织水肿、变性、广泛的血管炎是系统性红斑狼疮的基本病理改变，这与中医的痰瘀极为相似。有研究认为，痰是机体物质代谢过程失控，生成并过量积累的各种病理性生化物质，且可以在一定条件下转化为新的致病因素。瘀是病理性生化物质的物理、化学和生物学功能发生变化或同时伴有相关细胞形态结构和功能改变的结果。痰能致瘀，痰瘀同源。因此，系统性红斑狼疮的病理改变有痰瘀之象。

系统性红斑狼疮发病全过程是机体多部位的炎症损害，炎症突出的表现是热象，因此，系统性红斑狼疮以热证为主。急性活动期热毒炽盛，慢性活动期或缓解期则以阴虚内热、气阴两虚为多见。热盛耗津，血行滞涩而成瘀；热盛熬炼血液，使之浓缩凝聚而成瘀；热盛伤阴，脉络损伤，络损血溢，留而成瘀等。关于系统性红斑狼疮过程中的痰象也应与热有关。古人有"痰热而饮寒"之说，认为"得阳气煎熬则成痰，得阴气凝聚则成饮"。综上可见，痰瘀贯穿于系统性红斑狼疮的全过程，在狼疮肾炎中更为突出。

左老师认为，系统性红斑狼疮的系统损害决定了其整体性、复杂性、难治性。治疗当注重宏观调理整体，针对特点，治疗局部。既要辨证，还要辨病。当病情控制，无证可辨或证与病不符时，可辨病或辨证与辨病相结合。系统性红斑狼疮肾脏损害存在于整个病程，痰、热、瘀也贯穿在系统性红斑狼疮的全过程。化痰活血法在病初即可随主要治则应用之，不必拘泥是否有痰瘀之象。系统性红斑狼疮进入慢性活动期或缓解期，其虚象又较突出，"五脏之伤，必穷及肾"，故补肾亦为之首要。

（一）内治

1. 气营热盛　表现为高热持续不退，甚至神昏惊厥，口渴喜冷饮，面部或躯干红斑丘疹，尿黄赤，大便秘结，关节肌肉疼痛。舌红苔黄，脉滑数或洪数。

此多为系统性红斑狼疮急性活动期或由于激素撤减不当引起反跳的表现。

治法：以清热泻火凉血为原则。

自拟清凉饮：水牛角 30g，生地黄 15g，玄参 15g，牡丹皮 12g，丹参 15g，赤芍 15g，石膏 30g（先煎），寒水石 30g，金银花 20g，黄芩 12g，竹茹 10g。

此期重在清热凉血，要用甘寒之品，少用苦寒之物。若高热由感染引起，则为热毒内盛，重在清热解毒，重用金银花 30～40g，加黄连 10g，大黄 10g，板蓝根 30g。

2. 阴虚内热　表现为长期低热或中度发热，面色潮红，四肢斑疹，五心烦热，口干咽燥，盗汗，头晕耳鸣，腰膝酸软，脱发，失眠，月经量少或经闭，尿黄便干，舌红苔少或苔薄黄，脉细数。此型见于系统性红斑狼疮早期、轻症、慢性活动期或缓解期。

治法：以清热养阴为主。

方用清凉饮去水牛角、金银花、寒水石、黄芩，加麦冬 12g，知母 12g，青蒿 15g，鳖甲 12g，白薇 12g。

脱发加何首乌 12g，熟地黄 15g；失眠加酸枣仁 20g，首乌藤 30g，合欢皮 15g。

本证型患者若出现舌苔白厚腻，食欲好，大便正常，多与长期应用激素有关，不能以湿热辨证，可舍苔从证，仍以养阴清热为主治疗。

3. 痰瘀内阻　表现为皮肤瘀斑（如片状紫斑、网状青斑），皮肤肿胀，手足雷诺现象，关节肌肉刺痛，固定不移，胸闷，咳嗽气喘，咳痰黏稠，小便泡沫增多，尿少，舌暗或有瘀斑，苔白腻，脉弦涩。

治法：以化痰活血为主。

基本方：忍冬藤 15g，络石藤 15g，赤芍、白芍各 12g，红花 12g，桃仁 12g，当归 12g，鸡血藤 15g，丹参 15g，半夏 10g，白芥子 9g，竹茹 10g，秦艽 15g。

左老师提示：本病以热证为主，活血化瘀药应选性凉平和之品。虽白芥子辛热，半夏性温，但在大队凉性药中其热性被挫，专其化痰之功。

左老师指出：系统性红斑狼疮虽多系统受累，但可以某一器官或系统症状为突出表现，故应在整体辨证基础上，辨病与辨证相结合，分清主次，随证加减。

系统性红斑狼疮关节肌肉病变，治疗应在清热泻火、清热养阴、化痰活血基础上，选加忍冬藤、秦艽、威灵仙、海风藤、桑枝、防己等性偏凉或不温燥的祛风通络药。

系统性红斑狼疮肾损害，自拟方清肾合剂效佳。组成：生地黄 15g，知母 10g，蒲公英 15g，黄芩 10g，青蒿 12g，大黄 6g，丹参 15g，黄芪 12g，芡实 10g，金樱子 10g，白芥子 6g，半夏 9g。以上为一日量，按比例由药厂加工浓缩制成合剂，500mL/瓶，每次 50mL，每日 3 次。本方以清热化痰祛瘀、益气补血为原则，方中生地黄、知母养阴清热；蒲公英、黄芩、青蒿清热解毒泻火；大黄、丹参活血化瘀；黄芪益气；芡实、金樱子益肾固精，针对持续蛋白尿；白芥子、清半夏化痰降浊，和胃止呕；白芥子无痰不消，内外有形、无形之痰皆可搜剔之。药效学实验显示：连续使用清肾合剂后，动物血尿素氮、肌酐及尿蛋白明显下降，血浆白蛋白上升。对动物的不良反应极小。

若有心包积液、胸腔积液者可加葶苈子 15g，泽泻 15g，猪苓 15g，以利水蠲饮。皮损较重，出现瘀斑、丘疹、网状青斑，应重用凉血活血祛风之品。脱发加何首乌 12g，黑大豆 15g，龟甲 12g，熟地黄 15g。肝脏损害者应加茵陈 30g，柴胡 12g，郁金 12g，女贞子 12g。神经系统损害所致头痛、头晕者加川芎 12g，钩藤 15g，白蒺藜 15g。若表现癫狂者应加重化痰力度，可加胆南星 9g，郁金 12g，石菖蒲 12g。白细胞、血小板减少为主者加鸡血藤 30g，山萸肉 12g，当归 12g，何首乌 12g，熟地黄 15g，白术 12g。若有衄血可加墨旱莲 15g，白茅根 30g。

（二）外治

1. 中药湿敷　红花 20g，苏木 30g，透骨草 30g，伸筋草 30g，艾叶 30g，川椒 30g，制川乌 10g，独活 15g。水煎湿敷。或用三龙蠲痹酒（院内制剂）局部湿敷。适用于关节痛者。

2. 中药灌肠　大黄 10g，附子 10g，龙骨 30g，牡蛎 30g，蒲公英 30g，泽兰 15g，丹参 20g。水煎，每晚灌肠。适用于狼疮性肾炎肾功能不全者。

3. 中药外敷　芒硝适量。将芒硝研末，置入棉布袋中，外敷下肢水肿处，每日 1～2 次。适用于下肢水肿患者。

（三）典型病案

张某，女，43 岁，2018 年 5 月 7 日就诊。主诉：反复面部皮疹 4 年，加重 1 个月。患者 4 年前面部皮疹，曾于当地医院诊为系统性红斑狼疮，应用激素等药物治疗，面部皮疹减轻后自行停药。后病情加重，查尿常规蛋白（＋＋），予激素及中药等治疗，尿蛋白转阴，逐渐减激素治疗。1 个月前患者外出停服药物，面部皮疹又反复加重，遂来诊。现症：面部皮疹色红，无瘙痒、疼痛，无发热，伴脱发、光过敏，偶有口腔溃疡，小便有少许泡沫。既往有光过敏史。舌淡红苔少，脉细数。下肢轻度水肿。辅助检查：抗核抗体（＋），抗 ds-DNA 抗体（＋），抗 Sm

抗体（＋），血沉 29mm/h，补体 C3、C4 偏低。尿常规：尿蛋白阴性。中医诊断：蝴蝶疮（阴虚内热）。西医诊断：系统性红斑狼疮，狼疮性肾炎。治法：滋肾养阴清热。内服方：金银花 30g，鬼箭羽 10g，黄芩 15g，牡丹皮 15g，水蛭 8g，三七粉 3g（冲），金樱子 30g，芡实 30g，炒白术 15g，淫羊藿 15g，生地黄 15g，黄芪 30g。7 剂，每日 1 剂，水煎，早、晚温服。西药：泼尼松 30mg qd，羟氯喹 0.2g bid，维 D 钙咀嚼片 1.5g qd，骨化三醇 0.25μg qd。外治：芒硝适量，将芒硝研末，置入棉布袋中，外敷下肢水肿，每日 1～2 次。

5 月 14 日二诊：服上药 7 剂后，面部皮疹较前减轻，无发热，下肢水肿稍减轻，小便有泡沫。复查尿常规示蛋白质（＋）。上方加防风 15g，蝉蜕 10g。14 剂，每日 1 剂，水煎，早、晚分服。西药继服。继续芒硝外敷下肢。

5 月 28 日三诊：治疗后面部皮疹较前改善，双下肢水肿减轻，小便泡沫减少，中药守方继服 2 周，继续中药外敷。西药方案同前继用，激素逐渐减量。

6 月 11 日四诊：面部皮疹明显减轻，下肢已无水肿，余无明显不适，小便无明显泡沫，复查尿常规尿蛋白阴性。上方减金樱子、芡实，继服以巩固疗效。停用中药外敷。西药方案同前，激素逐渐减量。

按：系统性红斑狼疮病情复杂，病程长，当随病情变化辨证用药，并非一法一方概治之病。此患者发病 4 年，肝肾亏虚，肾虚不能固摄精微，故小便多泡沫。外邪入里化热，热毒上蒸，灼津为痰，日久痰瘀交结发病。治以滋肾清热，同时加用健脾益气、活血化瘀之品，攻补兼施。二诊患者病情改善，加防风、蝉蜕祛风止痒，改善面部皮疹。三诊症状减轻，继服。四诊尿蛋白转阴，减收敛之品，余药巩固疗效，西药激素规律减量。

由于系统性红斑狼疮病情复杂且重，中西医结合是系统性红斑狼疮的最佳治疗方法，其优势：①二者联合应用可取长补短，有互补作用，较单用西药或单用中药疗效显著；②中药可减少激素及免疫抑制剂的不良反应；③可以减少各种细菌感染的机会。但应充分了解二者的优缺点，以掌握恰当的时机。西药能迅速缓解病情，特别在活动期的危重患者或有并发症者，以激素和免疫抑制剂为主，中药为辅，提高疗效，减少西药的不良反应。在病情稳定时，以中药为主，逐渐撤减激素，巩固疗效，防止复发。

八、白塞病（贝赫切特综合征）

白塞病是一种全身性慢性血管炎症性疾病，以复发性口腔溃疡、生殖器溃疡、眼炎及皮肤损害为特征，可以累及多种组织和器官。其病理基础是血管炎，临床表现复杂多样，严重者可引起多系统受累，病情常呈反复发作和缓解的交替过程。治疗在于控制症状，防止复发和重要脏器损害，延缓疾病进展。目前西医多应用非甾体抗炎药、糖皮质激素及免疫抑制剂等治疗，取得一定成效，但由于部分西药长期服用多有不良反应，且减停药物容易复发。

左老师在继承前人经验的基础上，结合多年临证经验，认为白塞病病因为脏腑功能失调，或素体阴虚血热，加之恣食膏粱厚味、辛辣肥甘、醇酒滋腻，或五志过极，肝郁化火，或肝脾不调，导致湿热蕴毒，伏藏于内，遇湿热毒邪等外因而发作。湿、热、火、毒为本病主要病因。病位涉及肝、心、脾、肾等脏腑。病机为邪热内扰，湿热熏蒸，上攻口眼，下注外阴，邪犯肌肤，搏于气血而形成多脏腑损害。初期以邪实为主，中晚期多见虚中夹实，为本虚标实证。

本病临床表现复杂，左老师强调辨证应掌握其发病特点，细察其病变部位，明确病程的早、中、晚期及虚实的转化。早期重视祛邪，治疗以清热除湿、泻火解毒为主；中晚期扶正祛邪并重，或滋养肝肾、清热泻火，或温肾健脾、益气除湿，标本虚实兼顾。

（一）内治

1. 早期急性期重视祛邪，强调湿热火毒辨治　早期急性期多表现为口腔、外阴溃疡，溃破处颜色鲜红，灼热疼痛，甚至糜烂腐臭，多伴两目红肿疼痛，视物不清，以及低热，口苦咽干，心烦易怒，口臭，便秘，小便黄赤。舌质红边溃破，苔黄腻，脉滑数或弦数。

治法：以清热除湿、泻火解毒为主。

常用药物：甘草、黄芩、黄连、黄柏、姜半夏、大黄、龙胆草、大青叶、金银花、蒲公英、白及等。

2. 中晚期扶正祛邪，清热祛湿与滋阴、温阳灵活兼顾

（1）偏于阴虚火旺，滋阴泻火解毒并重：病情缠绵，表现为口腔、外阴溃疡反复发作，疡面暗红，溃烂疼痛，眼睛干涩畏光，视物不清，可伴面部潮红，午后低热，手足心热，头晕耳鸣，失眠多梦，烦躁不安，腰膝酸软，小便短赤，大便燥结。舌红少津，或裂纹舌，少苔或光剥苔，脉弦细数。

治法：注重滋养肝肾、泻火解毒。

方药：生地黄 15g，熟地黄 15g，山萸肉 12g，茯苓 12g，牡丹皮 10g，知母 12g，黄柏 6g，玄参 15g，玄参 15g，板蓝根 15g，虎杖 15g，生甘草 5g。

（2）偏于脾肾阳虚，温肾健脾除湿兼顾：病程迁延已久，表现为口腔、外阴溃疡反复难愈，患处多淡红，疮面平塌凹陷，痛势不甚，绵绵不绝，伴见面色苍白，倦怠乏力，腰膝冷痛，纳少，小便清长，大便溏薄。舌淡边有齿痕，苔薄，脉沉细无力。

治法：侧重温肾健脾、益气除湿。

方药：黄芪 15g，党参 15g，白术 12g，茯苓 12g，干姜 10g，肉桂 6g，白豆蔻 10g，当归 12g，苍术 12g，薏苡仁 15g，芡实 15g，炙甘草 5g。

（二）外治

1. 口腔溃疡

（1）药物外敷：应用锡类散，根据溃疡面大小，每次 1～3g，局部清洗后敷于患处，每日 2～3 次。

（2）中药漱口：黄连 9g，白及 15g，煮水后漱口，每 3～4 小时 1 次，每次含漱 5 分钟左右。

2. 外阴溃疡

（1）中药熏蒸外洗：应用清热解毒生肌方熏蒸外洗，基本药物：苦参、黄柏、野菊花、败酱草、蒲公英、白鲜皮、蛇床子，每日煎煮后取汁熏洗或坐浴。

（2）雄黄外熏：先将雄黄 9g 研为细末，艾叶作团，然后把雄黄粉撒于艾叶上点燃，再用一铁筒将火罩住，令患者蹲坐其上，针对肛门溃疡处熏之。

（三）典型病案

陈某，男，32 岁，2019 年 6 月 3 日就诊。主诉：反复口腔、会阴溃疡半年余，加重 1 周。患者自半年前出现口腔溃疡并疼痛，后又出现会阴溃疡，于当地医院诊为白塞病，应用激素等药物治疗，病情改善。但药物减轻后病情反复，近 1 周症状明显加重，遂来诊。现症见：口腔及外阴溃疡，伴疼痛，乏力，纳差。舌质红，苔黄腻，脉弦数。查体：形体偏胖，口腔散在数个米粒大小溃疡，外阴部 2 个黄豆大小溃疡。皮肤针刺反应阳性。辅助检查：血沉 36mm/h，C 反应蛋白 13.36mg/L。中医诊断：狐惑病（湿热内蕴）。西医诊断：白塞病。治法：清热除湿，泻火解毒。内服方：甘草泻心汤加减。生甘草 15g，炙甘草 15g，黄芩 15g，黄连 9g，黄柏 12g，姜半夏 9g，干姜 6g，大黄 9g，吴茱萸 6g，白及粉 3g（冲服）。7 剂，每日 1 剂，水煎，早、晚分服。外治方：苦参 30g，黄柏 15g，白鲜皮 20g，每晚水煎，熏洗外阴。

6 月 10 日二诊：治疗后患者口腔及外阴溃疡疼痛已减轻，饮食改善。舌质红，苔腻，脉弦。上方去大黄，加薏苡仁 30g，苍术 15g，以燥湿健脾，继服 7 剂，配合熏洗方每晚继用。

6 月 17 日三诊：患者口腔及外阴溃疡逐渐愈合，余无不适。舌淡红，苔薄腻，脉弦。复查血沉、C 反应蛋白已正常。上方去黄柏、白及粉，继服 7 剂，并停用熏洗方。后巩固月余，随访至今，病情稳定。

按：白塞病属中医狐惑病范畴，急性发病多从湿热毒辨治。该患形体肥胖，平素嗜食肥甘厚腻之品，致体内痰湿内生，日久化热，湿热弥散三焦，蕴结官窍而发病。湿热毒为其主要病因，治以清热除湿、泻火解毒，方以甘草泻心汤加减。该方寒温并用，辛开苦降，切中病机。此方加黄柏，取黄连解毒汤之意，清三焦之火；配大黄既能清热，又入血分散结；应用吴茱萸反佐，配干姜防清热药苦寒太过；白及收敛止血，消肿生肌。方中生、炙甘草同用，泻火解毒与甘缓和中兼顾，既能改善病情，又避免苦寒药物伤及脾胃。同时内外法合用并治，取得良效。

九、皮肌炎

皮肌炎是以皮肤水肿、皮炎和肌肉炎症性病变为主要症状的急性、亚急性和慢性疾病。特征性皮肤损害有眶周紫红色水肿斑、颈胸充血性斑疹、Gottron 斑丘疹、技工手等。肌肉症状主要为肌无力、肌痛、肌萎缩。

皮肌炎归属于中医肌痹或痿证、阴阳毒等范畴。以皮肤表现为主者，属《金匮要略》所谓的"阳毒"或"阳毒发斑"范围。本病多为先天禀赋不足，脏腑精气亏虚，或情志内伤，气血逆乱，以致卫外不固，感受风寒、风热、寒湿、热毒之邪，邪毒蕴阻肌肤所致。

左老师认为本病的肌肉无力、疼痛主要为外感六淫、邪阻经络或久病瘀血阻滞导致的不通则痛，以及肺脾亏虚，气虚失运，血虚失养，筋脉不荣所致的不荣则痛。皮疹多与热毒内蕴或瘀血阻滞有关。

（一）内治

1. 湿热阻络证　症状：肌肉酸痛肿胀，四肢沉重乏力，发热，食欲不振，二便不调，热毒炽盛时还可见皮肤散在红斑，以眼睑周围和胸背部为多，色多红紫，甚则溃烂，舌红苔白腻或黄腻，脉濡数或滑数。

治法：清热祛湿，解肌通络。

基本方：苍术 15g，黄柏 12g，牛膝 15g，薏苡仁 15g，柴胡 12g，葛根 15g，甘草 6g，黄芩 9g，白芍 15g，羌活 15g，白芷 12g，石膏 6g（先煎）。

红斑热痛弥漫者加白花蛇舌草、丹参、野菊花各 15g；发热不退者加青蒿 15g，连翘 9g；四肢无力明显者加川续断 15g，牛膝 15g。

2. 寒湿痹阻证　症状：肌肉酸胀疼痛或身体困重乏力，恶寒发热或畏寒肢冷，皮疹颜色紫暗，舌淡苔白腻，或舌边有齿痕，脉沉细或濡缓。

治法：散寒祛湿，解肌通络。

基本方：黄芪 15g，白芍 15g，桂枝 12g，白术 15g，当归 12g，薏苡仁 15g，羌活 15g，防己 12g，炙甘草 9g。

四肢厥冷、手足冰凉者加淫羊藿 15g，补骨脂 12g；肌无力明显者加川续断 15g，牛膝 15g。

3. 脾肾亏虚证　症状：肌肉酸痛，松弛乏力，精神倦怠，身体消瘦，声低懒言，动作迟缓，伴腰膝酸软，皮疹颜色淡红或暗淡，面色㿠白，二便不调，夜尿较多，舌淡苔白，脉沉或弱。

治法：补益脾肾，强肌健骨。

基本方：党参 15g，白术 15g，陈皮 15g，半夏 9g，黄芪 15g，升麻 9g，生地黄 15g，山药 15g，山萸肉 12g，泽泻 15g，茯苓 15g，牡丹皮 12g，桂枝 12g，制附子 9g（先煎）。

手足拘挛者加木瓜 15g，白芍 30g；肌肉萎缩明显者加蜈蚣 2 条，黄芪 15g。

（二）外治

1. 药浴

方法 1：金银花 15g，连翘 12g，夏枯草 15g，车前草 15g，绵萆薢 15g，土茯苓 15g。水煎外洗。每次 15～20 分钟，每日 2 次，治疗 30 天。适用于肌肉、皮肤红斑肿痛者。

方法 2：黄芪 15g，白芍 15g，桂枝 12g，当归 12g，薏苡仁 15g，红花 15g。水煎外洗。每次 15～20 分钟，每日 2 次，治疗 30 天。适用于肌肉肿痛较甚，寒湿痹阻者。

方法 3：透骨草 30g，红花 15g，桂枝 15g，木瓜 15g，苏木 20g。水煎外洗。每次 15～20 分钟，每日 2 次，治疗 30 天。适用于肌肉关节疼痛无力，肢端青紫发凉者。

2. 中药热罨包或中药封包外敷　据病情辨证处方，将中药外敷于患处。

3. 中药熏蒸　据病情辨证处方，使用中药熏蒸治疗仪，将中药煎剂 1500～2000mL 放入药箱中，调节至适宜温度，治疗过程中应根据患者的耐受程度不断调整温度。每次治疗时间不超过 1 小时。疾病初发及急性期以湿热证型居多，不适合熏蒸。

4. 涂抹　可选用红花五灵脂药酒、木瓜药酒涂擦按摩患处。此方法适用于肌肉关节疼痛无力，皮肤不红，肢端青紫发凉者。

5. 运动康复治疗　根据患者具体情况适当进行肌肉锻炼，以达到防止肌肉萎缩、恢复肌力的目的。教会患者借助运动康复器械，进行上下肢屈伸、外展、提物、抬腿、踢腿、蹲下、起立、扩胸、举物等，注意循序渐进。同时可配合太极拳、八段锦、五禽戏等。

（三）典型病案

耿某，男，58 岁，2019 年 7 月 20 日就诊。主诉：皮疹伴四肢乏力、肌痛 4 个月余，加重 1 周。患者 4 个多月前无明显诱因出现双眼睑水肿，伴眶周红色皮疹，结膜无充血，无视物模糊，眼球活动自如，双眼睑无下垂等不适，伴双下肢肌肉疼痛，压痛明显，四肢乏力，但行走和抬臂不受限，无肌肉颤动，无关节红肿，无发热，无咳嗽，无头痛头晕，无吞咽困难等不适，于当地医院就诊，行肾功能、尿常规等检查示正常（具体检查不详），未予特殊处理，近 1 周受凉后出现四肢疼痛、乏力加重，双上肢肌肉肿胀，活动稍受限，吞咽稍困难，为求进一步诊疗，遂来诊。自发病以来，患者无头痛，无抽搐，无晨僵，无恶心呕吐，无腹痛腹胀，无关节红肿，无呼吸困难，无声音嘶哑，无呛咳等不适，能独自行走，精神、食欲较前差，大小便正常，体重无明显减少。查体：舌红，苔黄腻，脉滑数。双眼睑水肿，伴眶周红色皮疹，结膜无充血。四肢近端肌肉压痛，双上肢近端肌肉肿胀，四肢肌力下降，肌张力可。关节无肿胀压痛。双下肢无水肿。辅助检查：心肌酶示肌酸激酶 746.6 IU/L，乳酸脱氢酶 564 IU/L；肌红蛋白 232.27ng/mL；肌电图示四肢近端肌呈肌源性病损改变；血沉 38mm/h；抗核抗体阳性；抗 Jo-1、Mi-2 抗体阳性。胸部 CT 未见明显异常。中医诊断：肌痹（湿热阻络）。西医诊断：皮肌炎。治法：清热祛湿，解肌通络。内服方：苍术 15g，黄柏 12g，牛膝 15g，薏苡仁 15g，柴胡 12g，葛根 15g，甘草 6g，黄芩 9g，白芍 15g，羌活 15g，白芷 12g，石膏 6g，丹参 15g，牛膝 15g。7 剂，水煎服，每日 1 剂，早、晚饭后温服。外治：金银花 15g，连翘 12g，夏枯草 15g，车前草 15g，绵萆薢 15g，土茯苓 15g。水煎，外洗皮疹处。每次 15～20 分钟，每日 2 次。西药：泼尼松 30mg qd，氨甲蝶呤 10mg qw，叶酸片 10mg qw，碳酸钙咀嚼片 0.5g bid，阿法骨化醇 0.5μg qd，雷公藤多苷片 20mg tid。

7月27日二诊：患者眼睑水肿减轻，眶周皮疹颜色变暗，肌肉疼痛、无力减轻，肌肉肿胀减轻，纳眠可，二便可。中药内服方继续应用14天，外洗方隔日1次。嘱患者1周后（8月3日）泼尼松改为25mg qd，余西药量不变。

8月12日三诊：眼睑水肿已不明显，眼眶周皮疹颜色变暗变淡，无新起皮疹，四肢肌肉疼痛、无力减轻，肌肉已无明显肿胀，纳眠可，小便可，大便干。复查肌酸激酶527.3 IU/L，乳酸脱氢酶401 IU/L；肌红蛋白180.3ng/mL，各项异常指标较前下降。治疗上中药内服方加用玄参15g，火麻仁15g，继服7剂。停用中药外洗方。西药泼尼松减为20mg qd，余不变。

8月19日四诊：皮疹已不明显，四肢肌肉疼痛轻微，乏力减轻，纳眠可，二便可。首诊处方加用黄芪15g，当归15g，继服14剂。西药泼尼松减为15mg qd，余西药不变。嘱患者观察病情变化，不适随诊。后患者复查，肌酶降至正常，继续服药巩固月余，泼尼松已减至10mg qd，雷公藤多苷片10mg tid，余药不变。患者至今间断门诊复查，间断口服中药治疗，西药目前泼尼松2.5mg qd，余药不变。病情控制可。

按：该患者乃先天禀赋不足，脏腑精气亏虚，感受风湿热邪，邪毒蕴阻肌肤所致。故治疗上以清热祛湿、解肌通络为治则进行组方。同时红斑热痛加丹参以凉血解毒止痛，四肢乏力加牛膝补肝肾。后期复诊时加用黄芪、当归益气补血活血。外治应用清热利湿解毒类中药水煎外洗。

本病为难治性疾病，临床中需要帮助患者了解病情、转归及预后，积极开导患者，树立战胜疾病的信心，坚持长期用药，配合治疗。

十、硬皮病

硬皮病，又称系统性硬化症，是一种以皮肤炎性、变性、增厚和纤维化，进而硬化和萎缩为特征的可引起多系统损害的结缔组织病。分为系统性硬化症和局灶性硬皮病两类。其中系统性硬化症除皮肤、滑膜、指（趾）动脉出现退行性病变外，消化道、肺、心脏和肾等内脏器官也可受累。目前尚无统一有效的治疗方法，是风湿性疾病中难治疾病之一。

中医有五体痹之说，硬皮病即属于皮痹范畴。左老师认为本病病机主要有以下三方面：①患者卫气不足，风寒湿邪外袭，痹阻于肌肤、经络、血脉，在肉则不仁，在皮则寒，在脉则血凝不流，致使肌肤失养，肌肤失于温煦和濡养，则出现肌肤寒、硬化萎缩等症状，痹阻于关节还可出现关节冷痛。②患者卫气不足，感受风寒湿邪，邪气痹阻，使气血经脉运行不畅，而成瘀血；气机失畅，津液不归正化，水湿留滞，水化为饮，湿凝为痰，必然形成痰多津少，血枯流涩胶着而成瘀，痰瘀痹阻脉络引起皮肤、脏腑硬化。③患者先天禀赋不足，或者房劳伤肾，或者脾阳虚衰，损及肾阳，或者疾病日久，元气虚衰，肾阳不足，命门火衰，火不生土，或者长期过食生冷，损伤脾阳，以上均致阳气不足，不能温煦，阴寒内生，寒凝皮肤，四末不得温煦，发为皮痹。

临床上根据硬皮病皮肤损害的发展可以分为初、中、晚三期。初期以皮肤水肿为主，有绷紧感，手指呈腊肠样，伴有晨僵，可有关节疼痛；中期皮肤变厚变硬，如皮革，不能提起，呈蜡样光泽；晚期皮肤光滑细薄，皮纹消失，毛发脱落。

左老师根据硬皮病的病因病机特点，认为治疗此病应祛风散寒，活血化瘀，健脾祛痰，补肾益肺，温经散寒，软坚散结。

左老师认为硬皮病是一种顽症，因为它病程长，且迁延不愈。怪病多由痰作祟，顽疾必兼痰和瘀。因此，左老师在治疗过程中偏重于痰瘀，在辨证过程中基本每位患者都会给予祛痰化瘀药物，比如白芥子、半夏、竹茹、浙贝母、丹参、桃仁、红花、赤芍、川芎、川牛膝、三七粉等。

（一）内治

1. 寒湿痹阻证　症状：皮肤紧张而肿，或略高于正常皮肤，遇寒变白变紫，皮肤不温，肢冷恶寒，遇寒加重，得温减轻，关节冷痛，屈伸不利，常伴有口淡不渴，周身困重，四肢倦怠。舌淡，苔白或白滑，脉沉或紧。

治法：散寒除湿，温经通络。

基本方：熟地黄 15g，肉桂 6g，制附子 6g（先煎），细辛 3g，黄芪 15g，当归 12g，丹参 15g，鸡血藤 15g，羌活 15g，威灵仙 15g，甘草 6g。

2. 湿热痹阻证　症状：皮肤紧张而肿，肤色略红或紫红，关节肿胀灼热，屈伸不利，触之而热，伴身热，口不渴或渴喜冷饮，大便略干或黏腻，小便短赤。舌红苔黄或黄腻，脉滑数。

治法：清热除湿，宣痹通络。

基本方：黄柏 9g，苍术 15g，薏苡仁 15g，栀子 9g，连翘 12g，茯苓 15g，稀莶草 15g，丹参 15g，三七粉 3g（冲服）。

3. 痰毒瘀阻证　症状：皮肤坚硬如革，麻痒刺痛，捏之不起，肤色暗滞，黑白斑驳，肌肉消瘦，或手足溃疡，痛痒难当，关节疼痛、强直或畸形，活动不利，或指趾青紫，雷诺现象频发，或胸背紧束，转侧仰卧不便，吞咽困难，咳嗽气短，胸痹心痛，妇女月经不调等。舌质暗，有瘀斑或瘀点，舌下脉络青紫，脉细或细涩。

治法：化痰解毒，活血祛瘀。

基本方：金银花 15g，玄参 15g，当归 12g，秦艽 12g，桃仁 12g，红花 15g，川芎 15g，赤芍 15g，陈皮 15g，半夏 9g，白芥子 6g，甘草 9g。

4. 肺脾气虚证　症状：皮肤紧硬，局部毛发稀疏或全无，或皮肤萎缩而薄，皮硬贴骨，肌肉消瘦，肌肤麻木不仁，周身乏力，咳嗽气短，劳累或活动后加重，头晕目眩，面色不华，爪甲不荣，唇白色淡。舌有齿痕，苔白，脉弱或沉细无力。

治法：补肺健脾，益气养血。

基本方：黄芪 15g，党参 15g，炒白术 15g，炙甘草 9g，茯苓 15g，当归 12g，白芍 15g，川芎 15g，丹参 15g，鸡血藤 15g，桂枝 12g，贝母 12g。

5. 脾肾阳虚证　症状：皮肤坚硬，皮薄如纸，肌肉消瘦，精神倦怠，毛发脱落，形寒肢冷，面色㿠白，面部肌肉僵呆如面具，腰膝酸软，腹痛腹泻或便秘，动则气喘。舌质淡，苔白，脉沉细无力。

治法：补益脾肾，温阳散寒。

基本方：黄芪 15g，桂枝 12g，淫羊藿 15g，党参 15g，白术 15g，熟地黄 15g，山药 15g，制附子 6g（先煎），肉桂 3g，白芥子 6g，当归 15g。

（二）外治

1. 针灸

（1）体针：根据病情，辨证取穴。辨证取穴：大椎、风池、膻中、丰隆、血海、阴陵泉、足三里、关元、命门、气海等。每次取 5～6 穴，施以补泻手法。

（2）灸法：根据病情，辨证采用艾条灸、艾炷灸、温针灸等。

①艾条灸：将艾条燃着的一端与施灸处的皮肤保持 3cm 左右距离，使患者局部温热而无灼痛。每穴灸 20 分钟左右，以皮肤出现红晕为度。

②艾炷灸：将生姜切成约 2cm 厚的片，用针在姜片中间穿几个孔，置于穴位上，把艾炷放在姜片上点燃施灸。连续灸 3～7 壮，以局部皮肤出现轻度红晕为度。

③温针灸：将长度在 1.5 寸以上的毫针刺入腧穴并给予适当补泻手法，得气后留针，于针柄上或裹以纯艾绒的艾团，或用一段长约 2cm 左右的艾条插在针柄上，无论艾团、艾条段，均应距皮肤 2～3cm，再从其下端点燃施灸。在燃烧过程中，如患者觉灼烫难忍，可在该穴区置一硬纸片，以稍减热量。每次如用艾团可灸 3～4 壮，艾条段则只须 1～2 壮。

2．中药熏洗　辨证处方。方法：中药煎汤，趁热在患处熏蒸，温度以可耐受不烫伤为度，待水温 40℃时予以淋洗或浸泡，每次 20～30 分钟。

3．中药离子导入　辨证处方。方法：将中药水煎取汁，通过中药离子导入仪，作用于皮肤、关节局部，治疗时间 20～30 分钟，儿童不宜超过 15 分钟。

4．中药外敷　辨证处方。方法：将中药研末，温水制成糊状，敷于患处或穴位，厚度以 0.2～0.3cm 为宜，大小超出病变处 1～2cm 为度，时间 1～2 小时。

5．中药热敷　辨证处方。方法：将中药包入口袋内，再放入容器中煎煮，煮好后先熏蒸患处，待药液温度下降至 40℃时，用毛巾、纱布蘸取药液敷于患处，或直接将装药的口袋敷于患处。每次治疗时间为 30 分钟。

（三）典型病案

侯某，男，61 岁，2019 年 7 月 12 日就诊。主诉：皮肤紧硬 1 年余，加重 1 周。1 年余前无明显诱因出现周身皮肤紧硬，主要累及双手、前臂、面部、颈部、前胸、腹部及双足，皮肤不易捏起，遇冷疼痛，无关节肿痛，渐出现张口受限，恶心，无呕吐，双手雷诺现象，双手部分指端破溃。于市人民医院查肌酸激酶、乳酸脱氢酶升高，抗核抗体阳性、抗 DNA 拓扑异构酶抗体阳性，诊为"硬皮病"，给予激素、来氟米特、前列地尔、阿司匹林、硝苯地平等药物治疗，症状减轻，但患者未规律服药及门诊复查，病情时反复。1 周前，患者双手指端破溃，遂来诊。症见：全身皮肤紧硬，不能捏起，张口受限，四肢雷诺现象，左手第 2、3 指端及右手第 2、4 指端破溃处已结痂，左足踇趾趾端破溃，有渗液，胃部不适，吞咽困难，时有咳嗽，纳差，眠尚可，二便尚可。舌质暗，有瘀斑，脉细涩。辅助检查：抗核抗体阳性，狼疮抗凝物、抗心磷脂抗体阴性，抗 DNA 拓扑异构酶抗体阳性。中医诊断：皮痹（痰毒瘀阻）。西医诊断：硬皮病。治法：化痰解毒，活血祛瘀，散寒通络。内服方：熟地黄 15g，肉桂 10g，黄芪 15g，当归 12g，丹参 15g，鸡血藤 15g，秦艽 12g，桃仁 12g，红花 15g，赤芍 15g，半夏 9g，白芥子 10g，续断 15g，杜仲 15g，菟丝子 12g（包煎），甘草 9g。7 剂，水煎服，每日 1 剂，早、晚饭后温服。外治：内服中药药渣加水 2000mL 煎煮，趁热在患处熏蒸，温度以可耐受不烫伤为度，待水温 40℃左右时予以浸泡双手，每次 20～30 分钟。破溃处不可浸泡。注意保暖。0.5%甲硝唑液加适量庆大霉素注射液湿敷左足踇趾破溃处，待创面清洁后改敷生肌散。西药：泼尼松 15mg qd，来氟米特 10mg qd，骨化三醇 0.25μg qd，奥美拉唑 10mg bid，莫沙必利 5mg tid。

7 月 19 日二诊：经治疗，症状稍减轻，破溃处已无明显渗出。内服方加用白芷 12g，土鳖虫 10g，继续服用 12 剂。继续内服中药药渣熏蒸、泡洗。破溃处应用生肌散外敷。西药治疗同前。

7月31日三诊：患者四肢皮肤略有变软，但不能捏起，仍手足发凉，破溃处已结痂，胃部不适减轻，吞咽困难稍改善。内服方继服上方 14 剂，继续中药药渣熏蒸、泡洗。结痂处继续外用生肌散。西药泼尼松减为 10mg qd。余药治疗同前。

8月14日四诊：患者四肢皮肤较前变软，仍不能捏起，双足发凉稍改善，双手发凉无明显变化，破溃处已结痂，胃部偶有不适，吞咽较前改善，饮食改善，睡眠可，二便可。中药继服 21 剂，余中医外治及西医治疗方案不变。

9月5日五诊：患者皮肤较前变软，双手足发凉有改善，破溃处已结痂，左手两指指端基本恢复正常，无明显胃部不适，吞咽改善，纳眠可，二便可。治疗方案不变，泼尼松已逐渐减量为 12.5mg qd。

患者定期门诊复查，据病情在首诊中药方基础上进行调整，生肌散已停用，西药服用泼尼松 5mg qd，来氟米特 10mg qd，复查相关指标尚可，病情较平稳。

按：硬皮病是一种顽症，病程长，且迁延不愈。怪病多由痰作祟，顽疾必兼痰和瘀。因此，在治疗过程中偏重于痰瘀。该患者卫气不足，感受风寒湿邪，邪气痹阻，使气血经脉运行不畅，而成瘀血；气机失畅，津液不归正化，水湿留滞，水化为饮，湿凝为痰，必然形成痰多津少，血枯流涩胶着而成瘀，痰瘀痹阻脉络引起皮肤、脏腑硬化。治疗上予化痰解毒、活血祛瘀类中药治疗，因患者四肢雷诺现象明显，治疗上还应加用散寒通络、温经类药物。患者四肢雷诺现象，可予内服中药药渣熏蒸、浸泡，同时患者有局部破溃，可予经验药物外敷，待局部无渗出后可涂抹生肌散以助破溃处收口生肌。同时嘱患者一定注意保暖。

十一、雷诺综合征

雷诺综合征是指供应肢端的血液循环受阻时出现的一组症候群，是血管神经功能紊乱引起的肢端小动脉痉挛性疾病。以阵发性四肢肢端（主要是手指、脚趾，有时也累及耳朵、鼻子）对称的间歇发白、发绀和潮红为其临床特点。传统分为两类，①雷诺病：即原发性雷诺综合征，是在没有任何潜在疾病下自然发生的，通常不引起残疾，但是患者有明显的疼痛和不适；②雷诺现象：继发于系统性红斑狼疮、硬皮病或动脉硬化症。

中医学中并没有雷诺综合征或雷诺病或雷诺现象的病名，但是中医文献中有类似临床症状的记载。《伤寒论》云："手足厥冷，脉细欲绝者，当归四逆汤主之。若其人内有久寒者，加吴茱萸生姜汤主之。"《医宗金鉴》云："脉痹，脉中血不和而色变也。"本病应属中医脉痹、寒痹范畴。

左老师认为此病病机主要为气虚血瘀、血虚寒凝，情志刺激和风寒湿邪侵袭是主要诱发因素。在临床治疗中多以养血散寒、温经化瘀、益气温阳为主，疗效显著。

（一）内治

1. 血虚寒凝证　症状：肢端发凉、冰冷，呈苍白或淡红色，受寒冷或情绪刺激即刻引起发病，冬季明显加重，夏季缓解，苔薄白，舌淡，脉微细。

治法：养血散寒，温经化瘀。

方药：当归四逆汤加减。桂枝 15g，细辛 3g，当归 12g，白芍 15g，王不留行 12g，桃仁 10g，红花 12g，川芎 15g，甘草 6g。

手指明显者加羌活 15g，桑枝 15g；若足趾明显者加牛膝 15g，独活 10g；痛甚者加乳香 10g，没药 10g，全蝎 6g；内寒较重者加吴茱萸 3g，生姜 6g。

2. 气虚血瘀证　症状：间歇性发作，手足指趾苍白发冷，渐转青紫，伴有麻木刺痛感，得温缓解，苔白，舌淡，脉细弱。

治法：益气温阳，活血通络。

方药：黄芪桂枝五物汤加减。黄芪 30g，桂枝 15g，白芍 15g，当归 12g，炙甘草 6g，党参 15g，丹参 15g，土鳖虫 10g，鸡血藤 15g，川芎 15g。

若肢端瘀紫疼痛，加乳香 10g，没药 10g，蜈蚣 1 条。

3. 阳虚寒凝证　症状：肢端厥冷，肤色苍白，发作频繁，以冬季为著，面色㿠白，畏寒喜暖，小便清利，口不渴，舌淡，苔白，脉沉细。

治法：温阳散寒，活血通络。

方药：阳和汤加减。熟地黄 20g，肉桂 5g，当归 12g，细辛 3g，白芥子 10g，党参 15g，鸡血藤 30g，丹参 15g，淫羊藿 15g。

寒象明显者加麻黄 10g，威灵仙 15g，王不留行 15g。

（二）外治

1. 熏洗

（1）取内服中药药渣，加水 1500mL，再煎 10～15 分钟，取汁，待温度 40℃左右，浸泡手足，每次半小时，每日 2 次。

（2）苏木 30g，红花 30g，王不留行 30g，威灵仙 30g，艾叶 30g，花椒 20g，

透骨草30g，加水2000mL，水煎15～20分钟，先熏患处，待水温降至40℃左右时，将病变手或足浸泡在药液中，至水凉时结束。每日2次，7天为1个疗程。

（3）冬青叶30g，艾叶30g，红花30g，川芎30g，鸡血藤30g。水煎15～20分钟，先熏患处，待水温降至40℃左右时，将病变手或足浸泡在药液中，至水凉时结束。每日2次，7天为1个疗程。

2．涂抹 此方法主要针对指趾端破溃者。

（1）注射用水100mL中加入654-2 20mg（2支），放入合适容器内，浸泡病患指趾30分钟，用灭菌棉球擦干，涂抹湿润烧伤膏。

（2）局部消毒，选用紫草膏、生肌玉红膏、三黄膏、如意金黄散等外用。

（三）典型病案

姚某，女，29岁，2019年2月25日就诊。主诉：双手遇冷发白变紫1年余。患者自1年前发现双手指末节天冷或遇冷后出现变白后变紫情况。始未重视，后症状持续，手凉，并偶有手指关节疼痛，遂来诊。病程中无发热、皮疹，无口腔溃疡，无口干、眼干，纳眠尚可，二便调。舌淡暗，苔薄白，脉沉细。双手关节无肿胀、压痛，双手雷诺征阳性。辅助检查：血沉19mm/h，抗核抗体（+），抗ENA抗体谱：抗RO-52抗体（+）。中医诊断：脉痹（气虚血瘀）。西医诊断：雷诺综合征；结缔组织病。治法：益气活血，疏通血脉。嘱患者双手保暖。内服方：黄芪30g，桂枝15g，白芍15g，丹参15g，红花15g，川芎15g，路路通15g，王不留行15g，秦艽15g，威灵仙15g，络石藤15g，乌梢蛇10g。7剂，水煎服，每日1剂，早、晚饭后温服。外治法：取内服中药药渣，加水1500mL，再煎10～15分钟，取汁，待温度40℃左右，浸泡手足，每次半小时，每日2次。

3月5日二诊：治疗后患者双手凉稍改善，仍有遇冷变白变紫，指关节疼痛减轻。口服方加细辛3g以温经散寒，继服14剂。外治方：苏木30g，红花30g，王不留行30g，威灵仙30g，艾叶30g，花椒20g，透骨草30g。加水2000mL，水煎15～20分钟，先熏患处，待水温降至40℃左右时，将双手浸泡在药液中，至水不温时结束。每日2次，7天为1个疗程。

3月19日三诊：患者症状较前改善，上方去秦艽，继服14剂。二诊熏洗方继续应用。嘱患者一定注意保暖。

4月3日四诊：患者病情渐趋稳定。口服中药方隔日服用1次，熏洗方继续应用，嘱患者夏季入伏时于医院行三伏贴治疗。

按：该案以气虚血瘀寒凝为主，方用黄芪补肺脾之气，益气补虚不留邪，合桂枝、白芍为黄芪桂枝五物汤之意，益气通络，气行则血行。丹参、红花、川芎、路路通、王不留行活血通络，配秦艽、威灵仙、络石藤、乌梢蛇祛风通络止痛，后加细辛以增强温经散寒、通络止痛之力，合方益气活血、疏通血脉，以改善病情。

本病表现局限，故适合外治。外治初以内服方药渣再煎泡洗，疗效较弱，后两诊改为苏红洗剂以活血通络，温经散寒止痛，改善双手局部循环，效可。

十二、结节性红斑

结节性红斑系多种原因引起的发生于皮下脂肪的非特异性炎症性疾病，以下肢伸侧的疼痛性红斑、结节为主要临床表现。该病好发于青年女性，春秋季多发。其病因复杂，目前考虑是免疫复合物介导的异常免疫反应。

结节性红斑临床缠绵反复，可以是一种单独的疾病，也可以是某些全身性疾病的皮肤表现。西医治疗该病多用消炎止痛、抗感染治疗及免疫抑制剂如沙利度胺等，有时配合小剂量激素治疗，取得一定疗效，但在情况改善减停药过程中，病情易反复。同时，部分西药对肝肾功能及骨质代谢影响等副作用不容小觑。

该病临床表现类似于中医瓜藤缠、湿毒流注、梅核火丹等。左老师在总结前人经验基础上，与临床实践相结合，认为结节性红斑发病与湿热、痰、瘀最为密切。病因为患者脏腑功能失调，阴虚血热，或内有湿痰，加之外感湿热，外邪引动内邪，血热内蕴，湿热蕴蒸，湿浊积聚，成痰致瘀，流注肌肤而发病，引起皮下结节、红斑。其病位在皮下、肌肤。基本病机为湿热蕴蒸，痰瘀阻络。

急性期辨证以湿热为主，侧重湿热用药，重用清热利湿，兼顾祛风解毒之品。稳定期辨证以痰瘀为主，侧重活血化痰、软坚散结。恢复期痰湿内蕴为主，注重调护脾胃，祛除湿痰之源，防病复发。在内治基础上，左老师善用足浴调治本病，药力直达病所，安全便捷。

（一）内治

基本方：土茯苓 30g，萆薢 15g，生地黄 12g，当归 15g，丹参 15g，赤芍 15g，川牛膝 15g，防己 10g，车前子 15g（包煎），牡丹皮 15g，浙贝母 15g。每日 1 剂，水煎服。

方中土茯苓甘淡平，解毒除湿，通利关节；萆薢苦微寒，利湿去浊，祛风除湿，合土茯苓以清热利湿；防己苦辛寒，祛风湿止痛，利水消肿，合车前子重在利湿消肿；生地黄、赤芍、牡丹皮清热凉血活血；当归、丹参、川牛膝活血化瘀，并引药下行；浙贝母苦寒化痰，软坚散结。合方切中湿热痰瘀病机特点，临床运用取得较好效果。

（1）急性期侧重湿热用药：急性期，素体蕴热，热盛生火动血，临床特点为红斑高起，压之顽硬疼痛，多发于膝踝之间。辨证湿热痰瘀，以湿热为主，治疗重用清热利湿，兼顾祛风解毒。常配合应用金银花、连翘、蒲公英、夏枯草、忍冬藤等，以清热解毒、祛风利湿散结。

（2）稳定期侧重痰瘀用药：急性期过后，病情进入稳定期，红斑热象减退，以局部疼痛及红斑结节为主，辨证湿热痰瘀，以痰瘀为主，治疗侧重活血化痰、软坚散结。用药土茯苓、浙贝母、夏枯草等加量，并配合应用郁金、茯苓、牡蛎、白芥子、桃仁、红花等增强活血化痰、软坚散结之功。瘀象重时可加用三棱、莪术等增强化瘀散结之功。

（3）恢复期顾护脾胃以除痰湿之源：该病病情缠绵，容易复发，难以根治，复发主要原因是痰湿内蕴，遇外感邪气等引发加重。痰湿之源责之于脾胃，治内湿必先理脾，脾土健运，始能渗湿，脾胃得健，清升浊降。故在病情恢复期，要注重调护脾胃，祛除湿痰之源。常配合应用茯苓、苍术、厚朴、陈皮等燥湿化痰药，改善病情，防病复发。

（二）外治

左老师借鉴先贤经验，强调内治无功，外治取效，在内服药物基础上，配合应用足浴法治疗该病，取得较好疗效。

急性期足浴方：肿节风 30g，积雪草 30g，虎杖 15g，大青叶 30g，马鞭草 15g，夏枯草 15g，大黄 9g。煎汤后去渣，纳芒硝 15g，药汁凉后，用足浴盆浸泡双足30 分钟，每日 1 次。该方能清热解毒，利湿散结，改善急性期病情。

稳定期足浴方：萆薢 15g，丝瓜络 30g，白芥子 15g，乳香 15g，没药 15g，水红花子 15g，泽兰 15g，土鳖虫 15g。煎药后双足浴 30 分钟，每日 1 次。该方利湿化痰，化瘀散结。土鳖虫破瘀消坚通络。临床足浴应用有较好效果。

（三）典型病案

杨某，女，35 岁，2019 年 8 月 15 日就诊。主诉：双下肢结节红斑 2 个月余。2 个月前患者无明显诱因出现双下肢结节性红斑，疼痛，无发热及关节疼痛，于当地医院应用消炎等药物治疗，症状改善不明显，遂来我院就诊。症见：双小腿外侧散在黄豆至杏核大的结节，呈暗红色，高出皮肤，触之稍硬且痛，局部皮温高，无破溃，纳眠可，大小便正常。舌质暗红，苔薄黄，脉滑数。辅助检查：血常规大致正常，血沉 23mm/h，C 反应蛋白 9.31mg/L，抗核抗体、抗 ENA 抗体阴性。中医诊断：瓜藤缠（湿热内蕴，痰瘀阻络）。西医诊断：结节性红斑。治法：清热凉血活血，通络利湿，化瘀散结。处方：土茯苓 30g，萆薢 15g，忍冬藤 30g，生地黄 12g，当归 15g，丹参 15g，赤芍 15g，川牛膝 15g，防己 10g，车前子 15g（包煎），浙贝母 15g，夏枯草 15g。14 剂，水煎服，每日 1 剂，早、晚饭后温服。每剂一、二煎内服，三煎药凉后带药渣足浴。

8 月 29 日二诊：患者服药 14 剂后，下肢结节明显减少，皮肤颜色变淡，触痛减轻。舌质淡红，苔薄，脉滑。上方减忍冬藤，加用白芥子 15g，茯苓 15g，续服 14 剂。

9 月 13 日三诊：患者下肢结节全部消退，局部有色素沉着，无明显不适。舌淡红，苔薄白，脉平。上方每月继服 7 剂以巩固疗效。后随访半年，患者病情控制，未再复发。

按：瓜藤缠是以小腿起红斑结节，犹如藤系瓜果绕胫，鲜红至紫红色，大小不等，疼痛或压痛，好发于小腿伸侧为临床特征的皮肤病。类似西医的结节性红斑。目前西医尚无特效疗法，常应用激素及免疫抑制剂等治疗，有一定副作用，停药易复发。临床应用中医药治疗，副作用少，可收较好效果。

本案患者素体血分有热，外感湿邪，湿与热结，加之脾虚失运，水湿内生，湿郁化热，湿热下注，气滞血瘀，水湿日久成痰瘀，瘀阻经络而发。本方以土茯苓、萆薢清热利湿，忍冬藤清热解毒、疏风通络，生地黄、当归、丹参、赤芍、牡丹皮清热凉血活血，防己、车前子利湿消肿，浙贝母、夏枯草清热化痰、软坚散结，川牛膝活血化瘀，并引药下行。整方共奏清热凉血活血、通络利湿、化瘀散结之功。后加茯苓健脾化湿，白芥子祛皮里膜外之痰，以增强化痰祛湿之功，巩固病情，杜绝湿痰之源。

十三、结节性脂膜炎

结节性脂膜炎是一种原发于脂肪小叶的非化脓性炎症。本病为多发性、对称性成群的皮下脂肪层炎性硬结或斑块，伴反复发热，可损害内脏。临床以反复全身不适、关节痛、发热、皮下结节为特征。根据病变是否累及内脏，可分为皮肤型和全身型。本病与中医学的瓜藤缠、湿毒流注相似，出现的皮下结节与前人描述的"皮中结核"或"恶疾"相似。《医宗金鉴》云："此证生于腿胫，流行不定，或发一二处，疮顶形似牛眼，根脚漫肿。"《外科大成》中记载："瓜藤缠，生于足胫，结核数枚，肿痛久之，溃烂不已，属足太阳经湿热。"

左老师认为本病的基本病机为人体水液运化失常，饮邪积聚不消而成痰核，气血运行不畅，日久形成瘀血，与热邪互结而成瘀热，热痰瘀积聚于皮里膜外之脂络，脉络痹阻，胶着成结。若加以外感邪气引动，而致热痰瘀等毒邪萌发欲窜于外而致病。

（一）内治

1. 痰热蕴结　症状：高热不退，关节肌肉疼痛，周身乏力，骤起皮下结节，或在四肢，或在躯干，结节皮色鲜红，灼热拒按，久则结节枯萎、塌陷，但易反复发作。舌质红，苔黄，脉滑数。

治法：清热解毒，软坚散结。

基本方：金银花 15g，蒲公英 30g，野菊花 15g，连翘 12g，桃仁 12g，红花 15g，王不留行 15g，夏枯草 15g，牡丹皮 15g，赤芍 15g。

若高热不退加生石膏、羚羊角粉，关节肌肉疼痛者加青风藤、忍冬藤，结节有液化倾向者加薏苡仁、土茯苓、贝母。

2. 湿痰流注　症状：皮下结节发于下肢，此起彼伏，游走不定，结节表面皮色不变，久则枯萎消散，局部皮肤塌陷，既不液化，也不破溃，或有关节疼痛，或见下肢浮肿。舌质红，苔黄，脉弦数或滑数。

治法：清热利湿化痰，散结通络消肿。

基本方：夏枯草 15g，薏苡仁 30g，连翘 12g，白花蛇舌草 15g，桃仁 12g，红花 15g，浙贝母 12g，土茯苓 15g，全蝎 6g。

下肢浮肿者加茯苓 15g，泽泻 15g；关节肌肉疼痛者加川芎 15g，羌活 15g。

3. 湿热蕴结　症状：皮下结节见于四肢或躯干，但以下肢多见。结节表面皮色紫红，有疼痛及压痛，数日后结节可软化，且有波动感。结节或吸收凹陷性萎缩，或可破溃溢出油脂状液体。常伴有发热、腹痛等全身症状。舌质红，苔黄腻，脉滑数。

治法：清热解毒，燥湿健脾。

基本方：薏苡仁 30g，苍术 15g，白术 15g，土茯苓 15g，金银花 15g，连翘 12g，牡丹皮 15g，夏枯草 15g，浙贝母 12g。

若结节液化者加猪苓、泽泻各 15g。

（二）外治

1. 外敷　处方：金银花、连翘、石膏、黄芩、绵萆薢、夏枯草、土茯苓按 3∶2∶3∶1∶2∶1∶2 比例，共研成粉，温水调成糊，外敷患处，用纱布、绷带

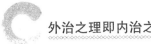

包裹，每日换药 1 次，3 天为 1 个疗程。用于湿热蕴结、痰热蕴结热盛者。

2. 熏洗 辨证处方。将中药煎汤 2000mL，置于桶内，以热气熏蒸患部，等待药液变温后，浸洗患处，每日 2 次，7 天为 1 个疗程。

（三）典型病案

陈某，女，34 岁，2018 年 2 月 5 日就诊。主诉：双下肢结节 5 个月余。患者 5 个月余前无明显诱因出现双下肢结节，疼痛，于当地医院治疗，具体用药不详，效果不佳，遂来诊。症见：双下肢结节，小腿外侧居多，皮肤色红，触痛明显，局部皮温高，结节消退后局部皮肤凹陷，遗留褐色素沉着，发热，体温 37.8℃，双膝关节肿痛，周身乏力，肌肉酸痛，纳眠可，二便调。舌质暗红，苔薄黄，脉略数。辅助检查：血沉 19mm/h，C 反应蛋白 8.65mg/L。中医诊断：瓜藤缠（湿热内蕴，痰瘀痹阻）。西医诊断：结节性脂膜炎。治法：清热化湿，活血化瘀，通络止痛。内服方：忍冬藤 30g，络石藤 30g，白芍 15g，浙贝母 15g，红花 15g，郁金 15g，川芎 15g，穿山龙 20g，茯苓 15g，乌梢蛇 10g，牛膝 15g。7 剂，水煎服，每日 1 剂，早、晚饭后温服。外治方：金银花、连翘、石膏、黄芩、绵萆薢、夏枯草、土茯苓以 3∶2∶3∶1∶2∶1∶2 比例，共研成粉，温水调成糊，外敷患处，用纱布、绷带包裹，每日换药 1 次，3 天为 1 个疗程。西药：羟氯喹 0.2g，每日 2 次。沙利度胺 25mg，每晚 1 次。

9 月 12 日二诊：服药后双下肢结节减少，皮肤颜色变淡，触痛减轻，上方加白芥子 10g 加强化痰之力，继服 10 剂。中药继续外敷。西药继续应用。

9 月 22 日三诊：结节全部消退，局部有色素沉着。上方继服 7 剂巩固，并嘱患者将药渣加水 2000mL 煎煮，待药液变温后浸洗患处，每日 2 次，7 天为 1 个疗程。西药继续应用羟氯喹、沙利度胺。

患者 11 月来诊，诉未再复发，已停用中药，西药仅口服羟氯喹 0.2g，每日 1 次。新冠肺炎疫情后患者未再来诊，电话随访告知期间皮下结节复发一次，无关节肿痛，应用末次口服中药方治疗，并继续羟氯喹、沙利度胺治疗，病情缓解，现在每周服用 1~2 次口服中药方，西药羟氯喹 0.1g，bid，控制病情，至今未再复发。

按：结节性脂膜炎不管哪一证型，化痰活血、软坚散结之法不可缺。患者素体血分有热，外感湿邪，湿与热结，加之脾虚失运，水湿内生，湿郁化热，湿热下注，气滞血瘀，水湿日久成痰瘀，瘀阻经络而发。方中忍冬藤、络石藤清热解毒、通络止痛，白芍、红花、郁金、川芎、牛膝活血化瘀、通络止痛，穿山龙、茯苓、乌梢蛇化湿通络止痛，浙贝母清热化痰、散结消肿。合方发挥清热化湿、活血化瘀、通络止痛之效。并应用中药外敷以清热解毒、散结止痛，后配合中药药渣煎水浸洗患处以清热化湿、活血通络止痛。

此病预后个体差异较大，大多数患者病程迁延难愈，反复发作，部分患者加用激素和（或）免疫抑制药治疗后，可渐好转，达到长期缓解。此患者中西医结合治疗，效果可。

主要参考文献

[1]左振素. 左振素临证经验辑要. 北京：人民军医出版社，2011.

[2]张晗，常冬梅. 左振素诊治溃疡性结肠炎经验. 中医临床研究，2015，7（6）：11-12.

[3]孙肖雷. 橡胶锤疗法. 青岛：青岛出版社，1992.

[4]魏振装. 家庭脐疗. 北京：金盾出版社，1993.

[5]左振素，刘云，颜丙芳. 肾复宁结肠滴注治疗慢性肾功能衰竭临床研究. 河北中医，2000，22（1）：5-7.

[6]左振素，钟振美，姜淑君，等. 橡皮槌治疗腹泻的临床研究. 山东中医杂志，1998，17（7）：313-314.

[7]赵文毅. 左振素论治结节性红斑临床经验. 中医药通报，2020，19（1）：28-30.

[8]常冬梅，周明爱，左振素. 左振素诊治类风湿关节炎的思路与特点. 2020，38（3）：21-22.

[9]赵文毅. 名老中医左振素辨治白塞病经验. 山东医学高等专科学校学报，2020，42（4）：284-285.

[10]常冬梅，张晗，周明爱. 左振素诊治类风湿关节炎的经验. 江苏中医药，2014，46（6）：20-22.

[11]罗乃莹. 左振素：中医外治是块宝. 中国中医药报，2019-6-14（5）.